頸椎症性脊髄症診療ガイドライン2020

改訂第3版

監修
日本整形外科学会
日本脊椎脊髄病学会

編集
日本整形外科学会診療ガイドライン委員会
頸椎症性脊髄症診療ガイドライン策定委員会

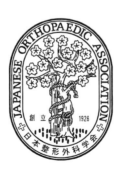

南江堂

頚椎症性脊髄症診療ガイドライン 2020（改訂第 3 版）策定組織

監 修
日本整形外科学会
日本脊椎脊髄病学会

編 集
日本整形外科学会診療ガイドライン委員会
頚椎症性脊髄症診療ガイドライン策定委員会

診療ガイドライン 2020（第 3 版）策定組織

＜日本整形外科学会＞

理事長	松本　守雄	慶應義塾大学 教授

＜日本整形外科学会診療ガイドライン委員会＞

担当理事	山下　敏彦	札幌医科大学 教授
委員長	石橋　恭之	弘前大学 教授
アドバイザー	吉田　雅博	国際医療福祉大学 教授，日本医療機能評価機構

＜頚椎症性脊髄症診療ガイドライン策定委員会＞

委員長	渡辺　雅彦	東海大学 教授
委　員	寒竹　司	山口労災病院 部長
	筑田　博隆	群馬大学 教授
	名越　慈人	慶應義塾大学 講師
	藤原　靖	広島市立安佐市民病院 部長
	古矢　丈雄	千葉大学 講師
	吉井　俊貴	東京医科歯科大学 准教授
	若尾　典充	国立長寿医療研究センター 医長
作成方法論担当委員	吉田　雅博	国際医療福祉大学 教授，日本医療機能評価機構
アドバイザー	田口　敏彦	山口労災病院 病院長

＜構造化抄録作成協力者＞（五十音順）

飯塚　陽一	石綿　翔	歌川　蔵人	江川　聡	小沼　博明
角田　陽平	川畑　篤礼	小林　裕	橋本　淳	濱崎　貴彦
平井　敬吾	平井　高志	三枝　德栄	湯浅　将人	

日本整形外科学会診療ガイドライン改訂にあたって

　診療ガイドラインとは，「医療者と患者が特定の臨床状況において，適切な診療の意思決定を行うことを支援する目的で系統的に作成された文章」である．わが国では，厚生省（当時）の医療技術評価推進検討会（1998～1999年）の報告書を踏まえて，科学的根拠に基づく医療（evidence-based medicine：EBM）を普及させるためのひとつの方策として，エビデンスに基づく診療ガイドラインの策定が推進された．

　日本整形外科学会においては2002年に，運動器疾患診療におけるガイドラインの作成対象として，日常診療で遭遇する頻度の高い疾患および重要性が高いと思われる疾患の計11疾患を選定し，診療ガイドラインの作成を開始した．その後，対象とする疾患を増やし，現在までに17疾患の診療ガイドラインが出版あるいは公開され，新たに1疾患の診療ガイドラインの策定が進行している．

　診療ガイドラインの策定時には，最新のエビデンスを含めた客観性および信頼性の高い診療に資する情報が記載される．一方で，医療は日々進歩しているため診療ガイドラインはひとたび出版・公開された直後から，その内容が徐々に古くなっていく．診療ガイドラインは，最新の診断・治療そして医療制度に迅速かつ適切に対応することが求められており，またその策定方法自体も進化するため，定期的な改訂が必要である．

　日本整形外科学会では，運動器疾患診療に携わる他学会とも連携して，診療ガイドライン委員会ならびに各診療ガイドライン策定委員会の主導のもと，出版・公開された診療ガイドラインの改訂作業を順次進めてきた．本ガイドラインの改訂も，多くの先生方のご尽力により完成にいたった．本ガイドラインが整形外科診療の質のさらなる向上やEBMの実践・推進をもたらし，インフォームド・コンセントに基づく最適な治療法の選択に役立つことを祈念する．

2020年8月

日本整形外科学会理事長

松本　守雄

運動器疾患ガイドライン策定の基本方針

2011 年 2 月 25 日

日本整形外科学会診療ガイドライン委員長

1．作成の目的

　本ガイドラインは運動器疾患の診療に従事する医師を対象とし，日本で行われる運動器疾患の診療において，より良い方法を選択するためのひとつの基準を示し，現在までに集積されたその根拠を示している．ただし，本書に記載されていない治療法が行われることを制限するものではない．主な目的を以下に列記する．

1）運動器疾患の現時点で適切と考えられる予防・診断・治療法を示す．
2）運動器疾患の治療成績と予後の改善を図る．
3）施設間における治療レベルの偏りを是正し，向上を図る．
4）効率的な治療により人的・経済的負担を軽減する．
5）一般に公開し，医療従事者間や医療を受ける側との相互理解に役立てる．

2．作成の基本方針

1）本ガイドラインはエビデンスに基づいた現時点における適切な予防・診断と適正な治療法の適応を示すものとする．
2）記述は可能な限りエビデンスに基づくことを原則とするが，エビデンスに乏しい分野では，従来の治療成績や理論的な根拠に基づいて注釈をつけた上で記述してもよい．
3）日常診療における推奨すべき予防・診断と治療法をエビデンスに基づいて検証することを原則とするが，評価が定まっていない，あるいはまだ普及していないが有望な治療法について注釈をつけて記載してもよい．

3．ガイドラインの利用

1）運動器疾患を診療する際には，このガイドラインに準拠し適正な予防・診断・治療を行うことを推奨する．
2）本ガイドラインは一般的な記述であり，個々のケースに短絡的に当てはめてはならない．
3）診療方針の決定は医師および患者のインフォームド・コンセントの形成の上で行われるべきであり，特に本ガイドラインに記載のない，あるいは推奨されていない治療を行う際は十分な説明を行い，同意を得る必要がある．
4）本ガイドラインの一部を学会方針のごとく引用し，裁判・訴訟に用いることは本ガイドラインの主旨ではない．

4．改　訂

　本ガイドラインは，運動器疾患診療の新たなエビデンスの蓄積に伴い随時改訂を行う．

改訂第3版の序

『頚椎症性脊髄症診療ガイドライン』は2005年に里見和彦先生を責任者として初版が，2015年に加藤義治委員長のもと改訂第2版が刊行された．筆者は第2版から委員として本ガイドラインに携わってきたが，日本医療機能評価機構（Minds）の定義する診療ガイドライン（「診療上の重要度の高い医療行為について，エビデンスのシステマティックレビューとその総体評価，益と害のバランスなどを考量して，患者と医療者の意思決定を支援するために最適と考えられる推奨を提示する文書」）として，医療者と患者の意思決定を支援してきたものと自負している．しかしながら，ガイドラインの約半数は6年で時代遅れとなり，3〜5年で改訂すべきとの報告もあり，2020年刊行を目指して頚椎症性脊髄症診療ガイドライン改訂第3版策定委員会は2018年6月に第1回委員会を開催し作業を進めてきた．

本ガイドラインの改訂は『Minds診療ガイドライン作成マニュアル2017』に準拠して行った．初版と第2版はほぼ同様のクエスチョンで構成されているが，改訂第3版では日常の臨床で必要な項目，疑問点，新たな知見から，選択するクエスチョンを委員会で決定した．その結果，疫学・自然経過，病態，診断，治療の章立ては同一ではあるが，クエスチョンおよびその解説についてはより臨床に即してup-to-dateな内容にすることができた．しかしながら，今回の改訂においてもエビデンスレベルの高い新規論文は少なく，なるべく多くのClinical Questionの設定を試みたが，エビデンス総体評価および益と害のバランス評価から採用は3項目のみにとどまり，あとはBackground QuestionやFuture Research Questionとした．Mindsはエビデンスの重要性を強調しながらも，「医療者の経験を否定することなく，臨床現場においての最終的な判断は，患者と主治医が協働して行われるべき」ともしている．本ガイドラインが有用な情報を医療者に提供し，頚椎症性脊髄症に苦しむ患者が主治医とone teamとなり科学的根拠（evidence-based medicine：EBM）に基づいた有益な診療が受けられることを心より願う．

本ガイドラインの改訂では多くの方のご協力を得た．策定委員7名とアドバイザー1名の先生方にはクエスチョンの設定から，論文の一次選択，査読，構造化抄録の作成，そして原稿作成まで大変な労をお願いした．心からの感謝を申し上げたい．また，Mindsの吉田雅博先生には新しいガイドラインのあり方をご教示いただき，すべての過程で適切なご助言を賜り，この改訂を導いていただいた．論文の収集では東海大学付属伊勢原図書館館長の松前光紀先生をはじめ寺久保明子様，角田ともえ様に大変なご尽力をいただいた．そして実務面では国際医学情報センターの深田名保子様，加治美紗子様，逸見麻理子様には大変お世話になった．この場を借りて心から御礼を申し上げる．

本ガイドラインが頚椎症性脊髄症の治療に携わる多くの医師にとって診療の一助となることを，そして将来のさらなる発展の礎となることを繰り返し祈念し，改訂第3版の序とする．

2020年8月

日本整形外科学会
頚椎症性脊髄症診療ガイドライン策定委員会
委員長　**渡辺　雅彦**

第2版発行時の編集

監　修
　日本整形外科学会
　日本脊椎脊髄病学会

編　集
　日本整形外科学会診療ガイドライン委員会
　頚椎症性脊髄症診療ガイドライン策定委員会

診療ガイドライン2015（第2版）策定組織

＜日本整形外科学会＞
　理事長　　　　岩本幸英
＜日本整形外科学会診療ガイドライン委員会＞
　担当理事　　　水田博志
　委員長　　　　内尾祐司
＜頚椎症性脊髄症診療ガイドライン策定委員会＞
　委員長　　　　加藤義治
　委員　　　　　金谷幸一　　筑田博隆　　渡辺雅彦　　松本守雄　　山崎正志　　小田剛紀
　アドバイザー　市村正一
＜査読協力者＞（五十音順）
　石井　賢　　岩波明生　　小田剛紀　　加藤義治　　金谷幸一　　柴　正弘　　筑田博隆
　辻　　崇　　中村雅也　　細金直文　　松本守雄　　村田泰章　　山崎正志　　和田圭司
　和田啓義　　渡辺航太　　渡辺雅彦

改訂第2版の序

　「頚椎症性脊髄症診療ガイドライン」（初版）は2005年に里見和彦先生（責任者）のもとで刊行された．初版刊行時5年後に改訂を行う予定で，日本整形外科学会診療ガイドライン委員会のもとに頚椎症性脊髄症診療ガイドライン改訂委員会が2008年に組織された．この改訂第2版が出来上がるまでに7年の時間を要したが，この間に一般向けの頚椎症性脊髄症ガイドブックを作成し，啓発に努めた．改訂委員会の組織は，初版のメンバーから市村正一先生がアドバイザーとして参加し，一般向けガイドブックから私が引き続き担当し，さらに本疾患に精通した新たな委員に加わって頂き改訂作業を行ってきた．

　原則としてクリニカルクエスチョン（リサーチクエスチョンより変更）は初版を継承することとしたが，初版刊行から5年間に出た新しい知見のあるものを加えた．また本疾患に関する論文は，この期間もエビデンスレベルの高い論文はなかったが，エビデンスレベルの分類は初版のまま変更しなかった．しかし，推奨Gradeに関しては初版ではGrade I，すなわち「委員会の審査基準を満たすエビデンスがない，あるいは複数のエビデンスがあるが結論が一様ではない」といった不適当な評価が多くなってしまったことを反省し，改訂版では新しい知見が加わった場合，あるいは各担当委員が過去の論文も参考に推奨Gradeを変えるべきと判断し，委員会で討議し適切とした場合には推奨Gradeを変更し，その解説を加えた．そのためエビデンスレベルと推奨Gradeによる評価ではなく委員会としてのエキスパートオピニオンが優先され，推奨Gradeが変更されている項目があることをご了承頂きたい．これにより初版よりもより推奨Gradeの高い評価と回答がなされたものと考える．

　今回の改訂作業において，日本医学図書館協会からの依頼により，東京女子医科大学図書館司書の三浦裕子氏に2004〜2009年末までの論文から頚椎症性脊髄症の疫学・病因，診断，治療，予後に関する必要な論文を検出して頂いた．また東京女子医科大学整形外科教室秘書の石塚千亜季氏にもご協力頂いた．その後，各委員と査読協力者の先生方には膨大な論文から，一次検索，論文査読，構造化抄録の作成などの作業を行って頂き，さらにそれぞれのパートでの推奨Gradeの決定，解説文の作成など多くの時間と労力を注いで頂き，この改訂版が完成するに至った．このような作業にご尽力頂いた委員の先生方には心より感謝申し上げる．

　前述したように改訂版ではエキスパートオピニオンも重視し，初版のクリニカルクエスチョンで多かったGrade I評価を減らすようにした．しかし，いまだ十分に解決されていない研究課題も多く，さらなるエビデンスの高い研究がなされることにより現在の推奨Gradeがより高い推奨Gradeに変わり，また新しい知見が加わり，より充実したガイドラインとなることを切望する．そして本疾患に悩む患者，それを治療する臨床医にとってかけがえのないガイドラインになるようにさらなるエビデンスの高い研究が望まれ，努力することが期待される．

　ただし本ガイドラインはあくまでも「ガイドライン」であり，100％の患者に適用されるものではない．すなわち，個々の頚椎症性脊髄症の症例，そしてそれを治療する臨床医の実際の現場での裁量を規定するものではない．実際にはこのガイドラインとは違った判断がなされることも当然で，まして医事紛争に利用されるべきものではないことも強調しておく．実際の医療現場では個々の症例に応じたテーラーメードな治療がその場の医師の裁量で行われ，このガイドラインがそれを規制するものではない．

　最後に，本ガイドラインが頚椎症性脊髄症を治療するすべての臨床医の先生方のお手元に置かれ，お役に立てることを心より願っている．

2015年3月

日本整形外科学会
頚椎症性脊髄症診療ガイドライン策定委員会
委員長　**加藤　義治**

初版発行時の編集

●日本整形外科学会診療ガイドライン委員会
　頚椎症性脊髄症診断ガイドライン策定委員会

診療ガイドライン策定組織

＜日本整形外科学会＞

理事長	山本博司

＜日本整形外科学会診療ガイドライン委員会＞

担当理事	中村耕三
委員長	四宮謙一

＜頚椎症性脊髄症診断ガイドライン策定委員会＞

委員長	里見和彦				
委員	吉田宗人	市村正一	千葉一裕	星地亜都司	駒形正志
	藤本吉範				
アドバイザー	伊藤達雄	米延策雄			

＜査読委員＞（五十音順）

阿久根徹	安藤宗治	池上仁志	石井　賢	遠藤健司	大堀靖夫	岡　伸一
小川祐人	川上　守	釘宮典孝	佐々木正修	佐藤正人	下野研一	竹下克志
田中信弘	筑田博隆	中川幸洋	中村雅也	西川公一郎	西澤　隆	西山　誠
根本　理	野田慎之	橋爪　洋	林　信宏	松本卓二	松本守雄	丸岩博文
山田　宏						

日本整形外科学会診療ガイドライン刊行にあたって

　戦後半世紀を超え，物心両面において豊饒の時代を迎えたわが国においては，「少しでも良い医療を受けたい」という国民の意識は次第に高まりを見せている．整形外科専門医は，国民の期待に応えられるよう，進んだ診療情報をいち早く共有して，治療成績の「ばらつき」を少なくし，質の良い診療を提供できるよう努めなければならない．

　そこで，整形外科診療において日常診療で頻繁に遭遇する疾患や重要度が高いと考えられる11の疾患を選び，科学論文のエビデンスに基づいた診療ガイドラインの作成を平成14年度にスタートさせた．整形外科疾患の診療が周辺への拡散傾向が憂慮されている時期に日本整形外科学会主導でこのようなガイドラインを作成することに意義があると思われたからである．勿論，臨床の場においては，科学的根拠に限りがあるので，専門家の広いコンセンサスに基づいた記述も加えさせて頂いている．

　診療は，それぞれの患者に応じてきめ細やかに行うテイラーメイドメディシンが基本であるが，推奨度別のエビデンスに基づいた情報を参考にしながら，医師が患者と対話をし，診断法や治療法を選択する際のガイドとして本書を活用して頂きたい．ガイドラインは医師と患者の間だけでなく，プライマリケア医と専門医間の連携を深める橋渡しにもなると思われる．

　今回，11の疾患のうち「腰椎椎間板ヘルニア」，「頚椎症性脊髄症」，「大腿骨頚部 / 転子部骨折」，「軟部腫瘍診断」，「頚椎後縦靱帯骨化症」の5疾患について，日本整形外科学会の診療ガイドラインが出版されることになったが，今後も臨床研究の新しい進歩を取り入れ，利用者のご要望やご批判を伺いながら，適切な時期に本書の見直しを行う必要があると思われる．これまで本書の出版に向けて，大変な作業を続けてこられた日本整形外科学会や関連学会の委員会，査読委員の多くの方々の情熱と労力に改めて御礼を申し上げたい．

　本書が，医師と患者の方々との信頼を深め，より良い整形外科診療のためのガイドブックとして役立つことを心より願うものである．

2005年4月

日本整形外科学会理事長

山本　博司

初版の序

　日本整形外科学会は事業の一環として，整形外科疾患の診療ガイドラインの作成を平成14年度から開始した．今回，3年の歳月を要し本診療ガイドラインが完成した．

　一般的に診療ガイドラインとは質の高い新しい情報に基づいて医療を提供するのに役立つ素材であり，患者と主治医がより良い解決策を探って行こうとするときに，その手引きとして傍らに置いておく資料である．今日，診療ガイドラインを出版するにあたり，診療ガイドラインを個々の患者に短絡的に当てはめてはならないことをまず強調したい．

　本診療ガイドラインは，広範囲な科学論文の検索から，疾患の専門医たちによる厳密な査読をおこない，信頼性と有益性を評価したうえで作成された．論文のエビデンスを根拠とする推奨レベルには特に多くの議論を費やした．その結果，当初，推奨度はAの「強く推奨する」からDの「推奨しない」の4段階としていたが，項目によっては科学的論文数が不十分であったり，結論の一致を見ない項目があるために，その推奨レベルとして（I）レベル「（I）：委員会の審査基準を満たすエビデンスがない，あるいは複数のエビデンスがあるが結論が一様でない」を新たに追加した．このような項目に関しては，整形外科専門家集団としての委員会案をできるだけその項目中に示すように努力した．

　さらにこの診療ガイドライン作成中に，文献上認められる診断名の定義が統一されたものではないことに気づいた．このために策定委員会として診断基準を提示する必要があると考えて策定委員会案を前文に示した．また，診断方法も一定した基準がない現状を考えて，多くの医師が利用できるように，策定委員会案として診断の章に診断手順を示した．

　近年の医学の進歩に伴い，従来からおこなわれてきた治療法は今後劇的に変化する可能性がある一方で，種々の治療法が科学的な根拠に基づくことなく選択されている．さらにわが国ではさまざまな民間療法が盛んにおこなわれており，なかには不適切な取り扱いを受けて大きな障害を残す例も認められている．このように不必要な治療法，公的に認められていない治療法，特に自然軽快か治療による改善か全く区別のつかないような治療法に多くの医療費が費やされている現状は，早急に改善されるべきと考えられる．

　今回作成された診療ガイドラインは，現在の治療体系を再認識させるとともに，有効で効率的な治療への第一歩であると考えられる．しかし，科学的な臨床研究により新たな臨床知見が出現する可能性もあり，今後定期的に改訂を試みなければならない．今回，取り上げた5疾患が頻度の高い疾病であることを鑑みれば，倫理規定を盛り込んだ前向きな臨床研究をおこなう必要を強く実感する．このように，より良い診療ガイドラインを科学的根拠に基づいて作成し続けることは，患者の利益，医学発展，医療経済の観点から日本整形外科学会の責務であると考えている．

2005年4月

日本整形外科学会
診療ガイドライン委員会委員長
四宮　謙一

目　次

前　文

ガイドラインサマリー

『頚椎症性脊髄症診療ガイドライン』は2005年に初版が発刊され，2015年に第2版が刊行された．頚椎症性脊髄症の明確な定義はなく，近年では圧迫性脊髄症という概念も広がってきてはいるが，今回の改訂第3版では初版から引き続き，「頚椎症性脊髄症は，頚椎脊柱管の狭い状態で加齢性の頚椎変化（後方骨棘，椎間板狭小と後方膨隆）による脊髄圧迫に，頚椎の前後屈不安定性や軽微な外傷が加わって脊髄麻痺を発症する疾患の総称」との定義で改訂作業を行った．

本ガイドラインの改訂は『日本医療機能評価機構（Minds）診療ガイドライン作成マニュアル2017』に準拠して行った．初版と第2版はほぼ同様のResearch Question（RQ）・Clinical Question（CQ）［RQからCQへ名称変更］で構成されているが，本版では日常の臨床で必要な項目，疑問点，新たな知見から，掲載するクエスチョンを委員会で決定した．その結果，疫学・自然経過，病態，診断，治療の章立ては同一ではあるが，クエスチョンおよびその解説についてはより臨床に即しup-to-dateな内容にすることができた．これらのクエスチョンを，内容および論文のエビデンスレベルなどから委員会で審議し，Background Question（BQ）とCQに振り分けた．BQとは教科書的記述を主とし，クエスチョンに対して第2版までの内容も含めて，これまでの知見を系統的に網羅して記した．CQについては，相対する見解があった場合に委員がシステマティックレビューから推奨を設ける形で記載した．頚椎症性脊髄症ではエビデンスレベルの高い前向き研究が少ないなどの問題があるが，可能な範囲で推奨を設けることを心がけた．そのなかで，どうしてもCQとしての推奨設定は困難であるが臨床上で重要と思われるクエスチョンについては，今後の研究を期待する意味をこめてFuture Research Question（FRQ）とした．

Mindsではガイドラインの定義を「診療上の重要度の高い医療行為について，エビデンスのシステマティックレビューとその総体評価，益と害のバランスなどを考慮して，患者と医療者の意思決定を支援するために最適と考えられる推奨を提示する文書」としている．そのために，ガイドラインとしてなるべく多くのCQを盛り込むことを目指したが，今回の改訂においてもエビデンスレベルの高い新規論文は少なく，クエスチョンの内訳はBQ 16項目，CQ 3項目，FRQ 3項目となった．また，Mindsはエビデンスの重要性を強調しながらも，「医療者の経験を否定することなく，臨床現場においての最終的な判断は，患者と主治医が協働して行われるべき」ともしている．そういった意味からもガイドライン委員を中心としたエキスパートオピニオンを，解説と推奨度の両面で反映する記載を心がけた．本ガイドライン策定の目的は，頚椎症性脊髄症に苦しむ患者が科学的根拠（evidence-based medicine：EBM）に基づいた有益な診療を受けられるように，有用かつup-to-dateな情報を医療者に提供することである．

頚椎症性脊髄症の診断アルゴリズム

症　状

> 四肢のしびれ感(両上肢のみも含む)，手指の巧緻運動障害(箸が不自由，ボタンかけが不自由など)，歩行障害(小走り，階段の降り困難など)，膀胱障害（頻尿，失禁など）

↓

症　候

> 障害高位での上肢深部腱反射低下とそれ以下での亢進，病的反射，myelopathy hand

↓

画像診断

> 単純X線像で，椎間狭小，椎体後方骨棘，発育性脊柱管狭窄
>
> 単純X線像でみられる病変部位で，MRI T2強調像で髄内信号変化，CTまたは脊髄造影像で脊髄の圧迫所見
>
> 症状・症候から予想される脊髄責任病巣高位と画像所見の圧迫部位の一致

↓

頚椎症性脊髄症の診断

注：除外診断として，頚椎後縦靱帯骨化症（OPLL），椎間板ヘルニアによる脊髄症および頚椎症性筋萎縮症が否定できる．また，ほかの脳血管障害，脊髄腫瘍，脊髄変性疾患，多発性末梢神経障害などが否定できる．

頚椎症性脊髄症の治療アルゴリズム

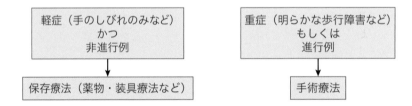

注：適切な手術時期について十分なコンセンサスは得られていないが，長期の罹病期間や術前に重度の脊髄症を呈する例では手術による改善度も不良であり，漫然とした経過観察は慎むべきである．頚椎症性脊髄症に対して前方除圧固定術，椎弓形成術のどちらを行うかに関して明確な推奨はできないが，脊髄圧迫部位が1〜2椎間で後弯症例や前方の圧迫要素の大きな症例などは前方法が，多椎間病変（主に3椎間以上の）でアライメントが比較的良好かつ不安定性が顕著でない症例に対しては脊柱管拡大術（椎弓形成術）がより適している可能性があり，症例に応じた術式選択を行うことが重要である．また，現時点では十分なエビデンスはないが，アライメント不良症例，不安定性の強い症例，不随意運動を有する症例などでは後方除圧固定術も選択される場合がある．

（1）作成組織・作成主体

1. 作成組織

　本ガイドラインは従来の初版および第2版と同様に，日本整形外科学会から委託を受け，頚椎症性脊髄症診療ガイドライン改訂版策定委員会によって作成された．委員会は，委員長1名，委員7名，アドバイザー1名，および作成方法論担当委員1名で構成された．委員自身と委員が依頼した構造化抄録作成協力者がシステマティックレビューを行った．

2. 作成過程

2.1. 作成方針

本ガイドラインの作成にあたり委員会では以下の基本方針を確認した．

1）本ガイドラインの目的は整形外科専門医のみならず，その他の一般臨床医および患者に益するところとする．
2）臨床医が実地で使用しやすいガイドラインを目指す．
3）日本における頚椎症性脊髄症診療の現状に合致し，かつ海外でも通用するガイドラインを作成する．

2.2. 本ガイドラインの利用者

整形外科専門医のみならず，その他の一般臨床医および患者．

2.3. 本ガイドラインの治療対象

日本において頚椎症性脊髄症の診療を受ける患者．

2.4. 使用上の注意

　本ガイドラインでは各文献をBQ，CQ，FRQに応じて評価し，エビデンスの総体を決定した．頚椎症性脊髄症では過去の文献にrandomized controlled trial（RCT）のような介入研究はほとんど存在しなかった．よって後ろ向きであってもcase control studyやcase seriesによる文献を多く採用している．

2.5. 利益相反

・利益相反の申告

　ガイドライン策定委員会の自己申告により利益相反（COI）を確認した．COIはアカデミックCOIと経済的COIに大別される．担当理事およびいずれの委員とアドバイザーにおいても，CQに対する推奨文に直接かかわる申告された企業はなかった（経済的COIなし）．推奨度決定の投票の際には，各委員とアドバイザーのアカデミックCOIも考慮した．

・利益相反への対策

　意見の偏りを最小限にする目的で，すべての推奨決定は各章の担当者のみではなく，委員全員とアドバイザー1名の投票とし，全体のコンセンサスを重視した．

2.6. 作成資金

　本ガイドラインの作成に要した資金は，すべて日本整形外科学会により拠出されたものであり，その他の組織や企業からの支援は受けていない．

2.7. 組織編成

p.ii を参照.

2.8. 作成工程

　本ガイドラインは『Minds 診療ガイドライン作成マニュアル 2017』に準拠して作成された. このマニュアルは Minds の医療情報サービス事業が, 国際的に公開されている GRADE（the Grading of Recommendations Assessment, Development and Evaluation）system, the Cochrane Collaboration, AHRQ（Agency for Healthcare Research and Quality）, Oxford EBM Center ほかが提案する方法を参考に, 本邦において望ましいと考えられる方法を提案したマニュアルである.

　マニュアルでは, エビデンス総体（body of evidence）の重要性が示されている. 診療ガイドラインの作成にあたっては, システマティックレビューによって研究論文などのエビデンスを系統的な方法で収集し, 採用されたエビデンスの全体をエビデンス総体として評価し統合することが求められる. また, マニュアルでは「益と害（benefit and harm）のバランス」の重要性が強調されている. 診療ガイドラインでは, ある臨床状況で選択される可能性がある複数の介入方法を比較して推奨する. その際に, 各介入による益と害の差を評価し, 有用性を検討し推奨度を決定した. 患者にとっての不利益としては, 害としての患者アウトカムのほかに, 費用負担の増加や身体的あるいは精神的な負担も考慮された.

　具体的な作成工程は以下のごとくである.
①作成目的の明確化
②作成主体の決定
③事務局・診療ガイドライン作成組織の編成
④スコープ作成
⑤システマティックレビュー
⑥推奨作成
⑦診療ガイドライン草案作成
⑧外部評価・パブリックコメント募集
⑨公開
診療ガイドラインの公開後には, 普及・導入・評価を行う.

(2) スコープ

1. 疾患トピックの基本的特徴

1.1. 臨床的特徴

　頚椎症性脊髄症は，頚椎脊柱管の狭い状態で経年的な頚椎の変化（後方骨棘，椎間板狭小と後方膨隆）による脊髄圧迫に，頚椎の前後屈不安定性や軽微な外傷が加わって脊髄麻痺を発症する疾患の総称である．狭窄や骨棘などを頚髄の静的圧迫因子とし，不安定性を動的因子とする．本症は欧米人に比し脊柱管が生まれつき狭い日本人に多く，その病態，治療法に関する研究はわが国で主に行われてきた．

1.2. 疫学的特徴

　頚椎症性脊髄症は 50 歳以上かつ男性に多い．加療を要する頚椎症性脊髄症の発生頻度は，人口 10 万人あたり数人程度と報告されている．

1.3. 診療の全体的な流れ

　頚椎症性脊髄症は，いったん脊髄麻痺症状が出現すると保存療法に反応しにくく手術が行われることが多い．そのため，早期診断が重要である（診断アルゴリズム参照）．また，手術のタイミングが遅れると脊髄の回復力が落ち，症状が回復しにくくなるといわれている．したがって，生命予後が不良でないからといって，安易にかつ長期にわたり漫然と保存療法を続けることは患者の quality of life（QOL）を損なうこととなる．

2. 診療ガイドラインがカバーする内容に関する事項

　初版と第 2 版の章立てを踏襲し，疫学・自然経過，病態，診断，治療についてクエスチョンを設定した．システマティックレビューから「介入による益と害」について検討可能なクエスチョンを CQ に，それ以外は BQ として解説を加えた．また，将来の介入研究を期待するクエスチョンは FRQ として，現時点での解説を行った．

3. システマティックレビューに関する事項

3.1. 文献検索と結果

　今回の改訂作業では表 1 ～ 3 に示した検索式を用いて，2009 年 10 月 1 日から 2018 年 9 月 19 日の範囲を検索し，医中誌では 1,862 論文，MEDLINE で 2,525 論文，Cochrane Library で 172 論文がそれぞれ抽出された．さらに一次選択では以下の除外基準と採用基準を設定した．

1) 除外基準：抄録のない文献，学会抄録，communication，ガイドラインおよび今回設定したクエスチョンに該当しない
2) 採用基準：①RCT，②観察研究と症例集積研究（クエスチョンに応じて症例数は検討し，場合によっては少数例の報告でも重要なものは取り入れる），③システマティックレビュー，メタアナリシス，④総説でも重要な論文

　採択文献 400 ～ 500 件を目処に採否を検討した．一次採択基準に合致した 527 論文からガイドライン作成に引用すべき論文を取捨選択し，それに 2009 年以前も含めて必要と思われたハンドサーチ文献 165 論文を追加して，418 論文を最終的な採択論文とした．

表 1　医中誌検索式

#1	頸椎症性脊髄症 /TH or 頸椎症性脊髄症 /AL or 頚椎症性脊髄症 /AL or "Cervical Spondylotic Myelopath"/AL or "Cervical Myelopath"/AL or "Cervical Spondylomyelopath"/AL or 頸髄症 /AL or 頚髄症 /AL or 頸部脊髄症 /AL or 頚部脊髄症 /AL or 頸椎性脊髄症 /AL or 頚椎性脊髄症 /AL or 頸部ミエロパ /AL or 頚部ミエロパ /AL or 頸椎性ミエロパ /AL or 頚椎性ミエロパ /AL	10,283
#2	((脊椎疾患 /TH and 頸椎 /TH) or 頸椎症 /AL or 頚椎症 /AL) and (脊髄疾患 /TH or 脊髄症 /AL or ミエロパ /AL or Myelopath/AL)	10,724
#3	CSM/TA and (頸椎 /TH or 頚椎 /AL or 頸椎 /AL or 脊椎疾患 /TH or 脊髄疾患 /TH or 脊髄 /TH or 脊髄神経 /TH or 脊髄 /AL)	245
#4	#1 or #2 or #3	12,155
#5	((#4 and CK＝ヒト) or (#4 not (CK＝イヌ , ネコ , ウシ , ウマ , ブタ , ヒツジ , サル , ウサギ , ニワトリ , 鶏胚 , モルモット , ハムスター , マウス , ラット , カエル , 動物))) and PT ＝会議録除く	5,256
#6	#5 and (DT=2009:2018) and (PDAT=2009/01/01:2018/9/19)	1,862

表 2　MEDLINE 検索式

FILE'MEDLINE'ENTERED AT 09:34:56 ON 20 SEP 2018

L1	S CERVICAL(3A)SPONDYL ?(3A)MYELOPATH? OR CERVICAL(2A)(MYELOPATH? OR SPONDYLOMYELOPATH?)	4,195
L2	S SPINAL DISEASES+NT/CT	113,931
L3	S CERVICAL VERTEBRAE+NT/CT	36,556
L4	S SPINAL CORD DISEASES+NT/CT OR MYELOPATH?	133,945
L5	S SPINAL NERVES+NT/CT	95,431
L6	S SPINAL CORD+NT/CT	94,065
L7	S L2 AND L3 AND L4	3,795
L8	S (L2 OR L3 OR L4 OR L5 OR L6) AND CSM	812
L9	S L1 OR L7 OR L8	6,204
L10	S (L9/HUMAN OR (L9 NOT ANIMALS+NT/CT)) AND (ENGLISH OR JAPANESE)/LA NOT EPUB?/FS	5,098
L11	S L10 AND PY=>2009 AND 20090101-20180918/UP	2,525

表 3　Cochrane Library 検索式

#1	CERVICAL near/3 SPONDYL* near/3 MYELOPATH* or CERVICAL near/2 (MYELOPATH* or SPONDYLOMYELOPATH*)	192
#2	[mh "SPINAL DISEASES"]	3,474
#3	[mh "CERVICAL VERTEBRAE"]	890
#4	[mh "SPINAL CORD DISEASES"] OR MYELOPATH*	2,752
#5	[mh "SPINAL NERVES"]	2,310
#6	[mh "SPINAL CORD"]	545
#7	#2 and #3 and #4	55
#8	(#2 or #3 or #4 or #5 or #6) AND CSM:ti,ab,kw	49
#9	#1 or #7 or #8 with Cochrane Library publication date from Jan 2009 to present, in Cochrane Reviews, Cochrane Protocols, Clinical Answers, Editorials and Special Collections	6
#10	#1 or #7 or #8 with Publication Year from 2009 to present, with Cochrane Library publication date from Jan 2009 to present, in Trials	166
#11	#9 or #10	172

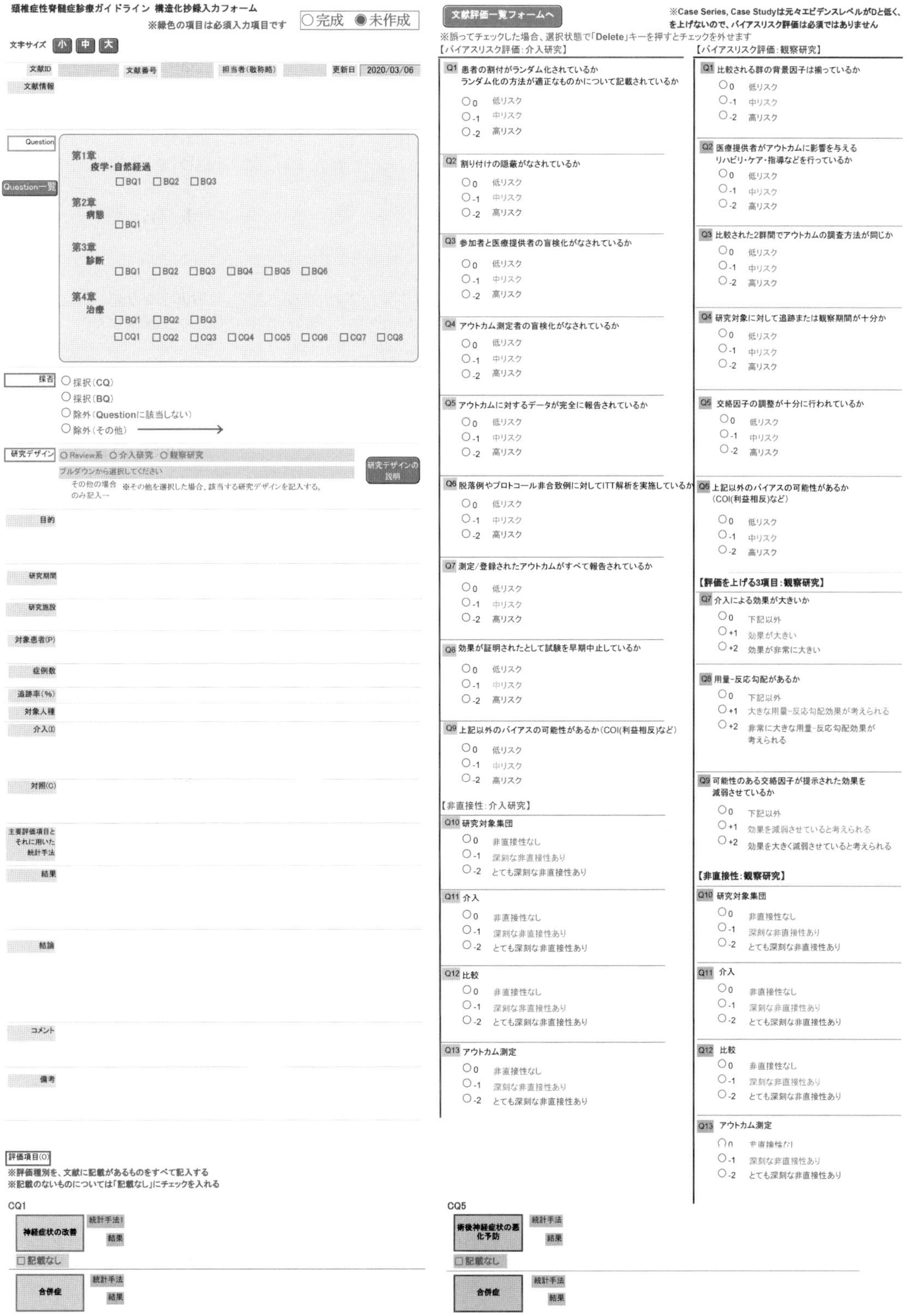

頚椎症性脊髄症診療ガイドライン 構造化抄録入力フォーム

○完成　●未作成

※緑色の項目は必須入力項目です

文字サイズ　小　中　大

文献評価一覧フォームへ

※Case Series, Case Studyは元々エビデンスレベルがDと低く、
を上げないので、バイアスリスク評価は必須ではありません

※誤ってチェックした場合、選択状態で「Delete」キーを押すとチェックを外せます

【バイアスリスク評価：介入研究】

文献情報
文献ID　　文献番号　　担当者(敬称略)　　更新日　2020/03/06

Question

Question一覧

第1章
疫学・自然経過
□BQ1　□BQ2　□BQ3

第2章
病態
□BQ1

第3章
診断
□BQ1　□BQ2　□BQ3　□BQ4　□BQ5　□BQ6

第4章
治療
□BQ1　□BQ2　□BQ3
□CQ1　□CQ2　□CQ3　□CQ4　□CQ5　□CQ6　□CQ7　□CQ8

採否
○採択(CQ)
○採択(BQ)
○除外(Questionに該当しない)
○除外(その他)　→

研究デザイン　○Review系　○介入研究　○観察研究
プルダウンから選択してください

研究デザインの説明

その他の場合　※その他を選択した場合、該当する研究デザインを記入する、
のみ記入→

目的

研究期間

研究施設

対象患者(P)

症例数

追跡率(%)

対象人種

介入(I)

対照(C)

主要評価項目と
それに用いた
統計手法

結果

結論

コメント

備考

評価項目(O)
※評価種別を、文献に記載があるものをすべて記入する
※記載のないものについては「記載なし」にチェックを入れる

CQ1
神経症状の改善　統計手法1　結果
□記載なし
合併症　統計手法　結果

介入研究バイアスリスク評価

Q1 患者の割付がランダム化されているか
ランダム化の方法が適正なものかについて記載されているか
○0　低リスク
○-1　中リスク
○-2　高リスク

Q2 割り付けの隠蔽がなされているか
○0　低リスク
○-1　中リスク
○-2　高リスク

Q3 参加者と医療提供者の盲検化がなされているか
○0　低リスク
○-1　中リスク
○-2　高リスク

Q4 アウトカム測定者の盲検化がなされているか
○0　低リスク
○-1　中リスク
○-2　高リスク

Q5 アウトカムに対するデータが完全に報告されているか
○0　低リスク
○-1　中リスク
○-2　高リスク

Q6 脱落例やプロトコール非合致例に対してITT解析を実施しているか
○0　低リスク
○-1　中リスク
○-2　高リスク

Q7 測定／登録されたアウトカムがすべて報告されているか
○0　低リスク
○-1　中リスク
○-2　高リスク

Q8 効果が証明されたとして試験を早期中止しているか
○0　低リスク
○-1　中リスク
○-2　高リスク

Q9 上記以外のバイアスの可能性があるか(COI(利益相反)など)
○0　低リスク
○-1　中リスク
○-2　高リスク

【非直接性：介入研究】
Q10 研究対象集団
○0　非直接性なし
○-1　深刻な非直接性あり
○-2　とても深刻な非直接性あり

Q11 介入
○0　非直接性なし
○-1　深刻な非直接性あり
○-2　とても深刻な非直接性あり

Q12 比較
○0　非直接性なし
○-1　深刻な非直接性あり
○-2　とても深刻な非直接性あり

Q13 アウトカム測定
○0　非直接性なし
○-1　深刻な非直接性あり
○-2　とても深刻な非直接性あり

【バイアスリスク評価：観察研究】

Q1 比較される群の背景因子は揃っているか
○0　低リスク
○-1　中リスク
○-2　高リスク

Q2 医療提供者がアウトカムに影響を与える
リハビリ・ケア・指導などを行っているか
○0　低リスク
○-1　中リスク
○-2　高リスク

Q3 比較された2群間でアウトカムの調査方法が同じか
○0　低リスク
○-1　中リスク
○-2　高リスク

Q4 研究対象に対して追跡または観察期間が十分か
○0　低リスク
○-1　中リスク
○-2　高リスク

Q5 交絡因子の調整が十分に行われているか
○0　低リスク
○-1　中リスク
○-2　高リスク

Q6 上記以外のバイアスの可能性があるか
(COI(利益相反)など)
○0　低リスク
○-1　中リスク
○-2　高リスク

【評価を上げる3項目：観察研究】
Q7 介入による効果が大きいか
○0　下記以外
○+1　効果が大きい
○+2　効果が非常に大きい

Q8 用量-反応勾配があるか
○0　下記以外
○+1　大きな用量-反応勾配効果が考えられる
○+2　非常に大きな用量-反応勾配効果が
考えられる

Q9 可能性のある交絡因子が提示された効果を
減弱させているか
○0　下記以外
○+1　効果を減弱していると考えられる
○+2　効果を大きく減弱していると考えられる

【非直接性：観察研究】
Q10 研究対象集団
○0　非直接性なし
○-1　深刻な非直接性あり
○-2　とても深刻な非直接性あり

Q11 介入
○0　非直接性なし
○-1　深刻な非直接性あり
○-2　とても深刻な非直接性あり

Q12 比較
○0　非直接性なし
○-1　深刻な非直接性あり
○-2　とても深刻な非直接性あり

Q13 アウトカム測定
○0　非直接性なし
○-1　深刻な非直接性あり
○-2　とても深刻な非直接性あり

CQ5
術後神経症状の悪化予防　統計手法　結果
□記載なし
合併症　統計手法　結果

図1　構造化抄録・文献の評価

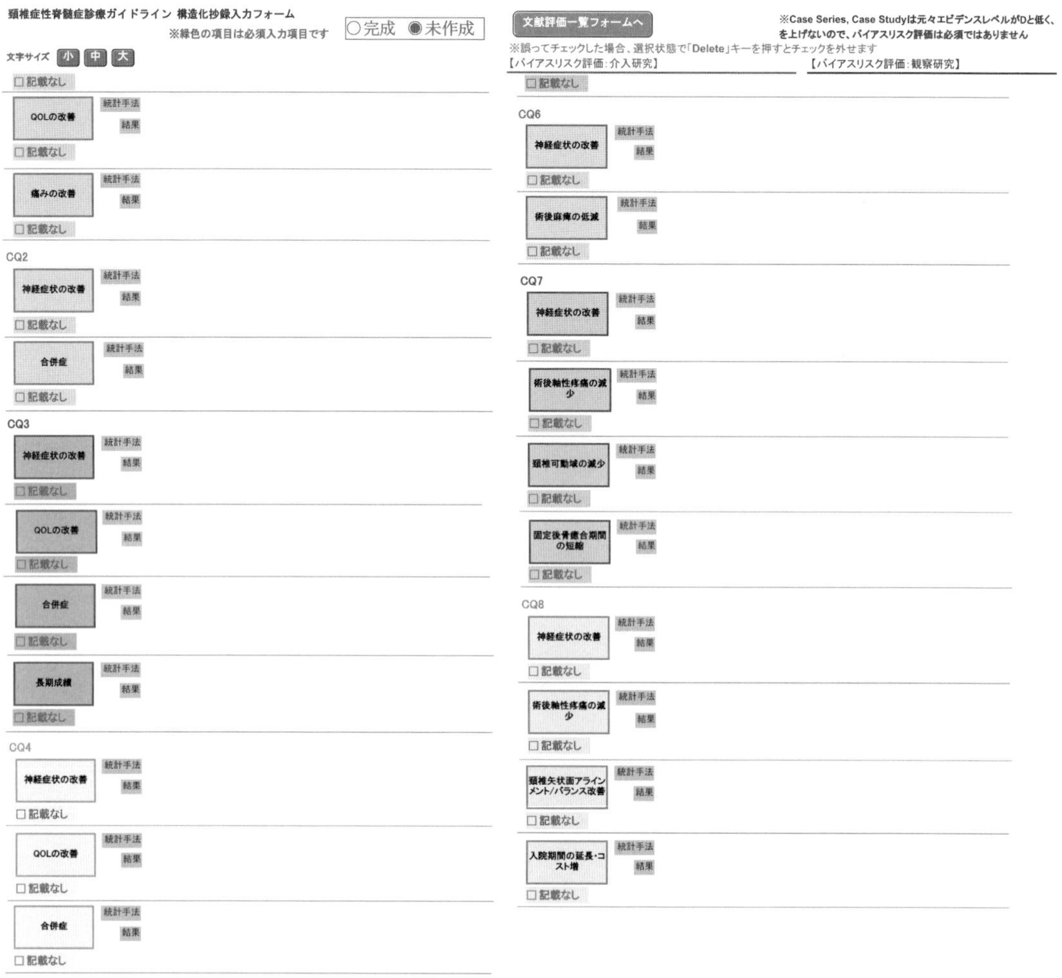

図 1　構造化抄録・文献の評価（つづき）

3.2.　構造化抄録の作成と文献の評価

　本ガイドライン策定委員会委員長と委員に加え，委員から依頼した脊椎を専門とする医師 14 名によって構造化抄録を作成し，それぞれの論文の評価を行った．構造化抄録のフォームはマニュアルを参考に図 1 のようなフォームを作成した．作成された構造化抄録をもとに，各 BQ，CQ，FRQ の担当委員が設定したアウトカムについて記載のある論文を採択し，システマティックレビューの記載とメタアナリシスを行った．

3.3.　エビデンスの強さ・推奨の強さ

　ひとつの CQ に対して収集し選択したすべての論文をアウトカムごとに横断的に評価し，表 4 に従ってバイアスリスク，非直接性，非一貫性，不精確，出版バイアスなどを評価して「エビデンス総体」を決定した．エビデンス総体の強さの評価と定義は表 5 に従って決定した．その後，各 CQ に対する推奨文を作成し，推奨の強さは表 6 の定義に従い，委員会メンバーによる投票（GRADE grid）により決定した．推奨の強さは，エビデンスの強さに加えて，益と害のバランスを参考にし

表4 エビデンス総体評価シート

【エビデンス総体評価シート】

診療ガイドライン	頚椎症性脊髄症診療ガイドライン
CQ	
対象	
介入/対照	

エビデンスの強さはRCTは"強（A）"からスタート，観察研究は弱（C）からスタート
* 各ドメインは"高（-2）"，"中/疑い（-1）"，"低（0）"の3段階
** エビデンスの強さは"強（A）"，"中（B）"，"弱（C）"，"非常に弱（D）"の4段階
*** 重要性はアウトカムの重要性（1〜9）

エビデンス総体

アウトカム	研究デザイン/研究数	バイアスリスク*	非一貫性*	不精確*	非直接性*	その他（出版バイアスなど）*	上昇要因（観察研究）*	リスク人数（アウトカム率）							効果指標（種類）	効果指標統合値	信頼区間	エビデンスの強さ**	重要性***	コメント
								対照群分母	対照群分子	（%）	介入群分母	介入群分子	（%）						

コメント（該当するセルに記入）

表5 エビデンスの強さ

- □ A（強い）：効果の推定値に強く確信がある
- □ B（中程度）：効果の推定値に中程度の確信がある
- □ C（弱い）：効果の推定値に対する確信は限定的である
- □ D（非常に弱い）：効果の推定値がほとんど確信できない

表6 推奨の強さ

- □ 1（強い）：「行うこと」または「行わないこと」を推奨する
- □ 2（弱い）：「行うこと」または「行わないこと」を提案する

て決定された．益と害のバランスでは，益が害を上回るか評価したうえで，負担，費用も合わせて，益と不利益（害，負担，費用）のバランスを考慮した．さらに，患者の価値観や希望，費用対効果についてもできる限り検討した．投票では，投票者の7割以上の同意の集約をもって全体の意見（推奨決定）としたが，7割以上の同意が得られなかった場合は，投票結果を示したうえで十分な討論を行ったのち，推奨度を決定した．推奨文作成にあたっては，脊椎外科専門医以外の医師にも理解しやすいように配慮した．

4. 推奨決定から最終化，導入方針まで

本ガイドライン改訂（案）に対して外部評価とパブリックコメントを募集したうえで最終化を行っ

た．なお，パブリックコメントと外部評価は，以下の学会に依頼した．

・日本整形外科学会（募集期間：2020 年 4 月 1 ～ 30 日）

・日本脊椎脊髄病学会（募集期間：2020 年 4 月 7 ～ 30 日）

［外部評価］

1. 誰から評価を受け取ったか．

2. 上記の人の所属と専門領域を記載する．

3.「外部評価の内容について委員会全員で再検討し，重要なものは本文に反映した．」という
文章を記載する．

第1章　疫学・自然経過

Background Question 1

頚椎症性脊髄症はどのように定義されるか

要約
●頚椎症性脊髄症は，脊柱管の狭い状態で，頚椎の加齢性変化による脊髄圧迫に不安定性や外傷が加わって，脊髄麻痺を発症する疾患の総称である．

○解説○

　頚椎症性脊髄症は，頚椎脊柱管の狭い状態で，頚椎の加齢性変化(後方骨棘，椎間板狭小と後方膨隆)による脊髄圧迫に頚椎の前後屈不安定性や軽微な外傷が加わって脊髄麻痺を発症する疾患の総称である．狭窄や骨棘などを頚髄の静的圧迫因子とし，脊椎不安定性や外傷による要因を動的因子とする．頚椎症性脊髄症の診断については，本ガイドラインでは以下のように定義する(表1)．

　近年世界的には，頚椎において圧迫性脊髄症をきたす病態は包括的に degenerative cervical myelopathy(DCM)として定義されつつある[1]．ただし，DCM には頚椎症性脊髄症のほか，後縦靱帯骨化症や黄色靱帯骨化症も含まれている．すなわち，退行変性を主体とする頚椎症性脊髄症とは異なる病態が含まれており，既報の研究内容に記載されている診断や治療成績の解釈には注意を要する．

表 1　頚椎症性脊髄症の診断

症状
下記のいずれかを認めるもの．
○四肢のしびれ感(両上肢のみも含む)
○手指の巧緻運動障害(箸が不自由，ボタンかけが不自由など)
○歩行障害(小走り，階段の降り困難など)
○膀胱障害(頻尿，失禁など)

症候
○障害高位での上肢深部腱反射低下
○障害高位以下での腱反射亢進，病的反射の出現，myelopathy hand を認めるもの．

画像診断
○単純X線像で，椎間狭小，椎体後方骨棘，発育性脊柱管狭窄を認めるもの．
○単純X線像でみられる病変部位で，MRI, CT または脊髄造影像上，脊髄圧迫所見を認める 　⇒診断の目安として，症状・症候より予想される脊髄責任病巣高位と画像所見の圧迫病変部位が一致する．

除外項目
○頚椎後縦靱帯骨化症(OPLL)，椎間板ヘルニアによる脊髄症，頚椎症性筋萎縮症
○脳血管障害，脊髄腫瘍，脊髄変性疾患，多発性末梢神経障害などが否定できる．

文献

1) Nouri A, et al. Degenerative cervical myelopathy: epidemiology, genetics, and pathogenesis. Spine (Phila Pa 1976) 2015; **40**(12): E675-E693.

Background Question 2

頚椎症性脊髄症の疫学はどのようであるか

要約

● 頚椎症性脊髄症は 50 歳以上の発症が多く，男性に多い．発生頻度は，要治療患者については人口 10 万人あたり数人と報告されている．

○ 解説 ○

1．年齢

Lees ら[1] は本症の発症年齢について 50 歳代が 34%，40 歳代が 25%，60 歳代が 20% と報告している．Clarke ら[2] によると本症と診断された年齢は 45〜50 歳が 27.5%，50〜55 歳および 55〜60 歳がそれぞれ 15% であった．Nurick[3] は治療開始時の平均年齢と症状の経過期間をそれぞれ保存療法群で 58.9 歳と 31 ヵ月，椎弓切除群で 53.5 歳と 27.2 ヵ月，前方固定群で 52.1 歳と 23.1 ヵ月と報告した．小田[4] は本症 426 例中，発症年齢の平均が 53.4 歳であり，50 歳代での発症が多いと述べている．

2．性差

Lees らの報告[1] では男性が 63.6%，Clarke ら[2] は男性が 70.8%，Nurick[3] は男性が 67.4%，小田[4] の報告では男性が 71.4% であった．最近の Machino ら[5] の報告でも，頚椎椎弓形成術を施行した 1,016 例のうち男性 636 例，女性 380 例であった．

3．発生頻度

Boogaarts ら[6] は発生頻度についてシステマティックレビューを行い，人口 10 万人あたり 1.6 人が本症によって手術を受けていると報告した．Wu ら[7] が台湾における 12 年間の National Health Insurance Research database を用いて有病率を検討したところ，頚髄症に関連する入院患者は 10 万人あたり 4.04 人で，男性高齢者に多く発生していた．Nagata ら[8] は特定地域の住民 959 人に MRI を用いた population based cohort study を行った．全体の 13.5% が脊柱管前後径 13 mm 以下で，このうち MRI 上の頚髄圧迫が 38.0%，髄内高信号が 5.4%，腱反射異常や感覚障害などの脊髄症状は 10.1% にみられたと報告した．

文献

1）Lees F, et al. Natural history and prognosis of cervical spondylosis. Br Med J 1963; **2**(5373): 1607-1610.
2）Clarke E, et al. Cervical myelopathy: a complication of cervical spondylosis. Brain 1956; **79**(3): 483-510.
3）Nurick S. The natural history and the results of surgical treatment of the spinal cord disorder associated with cervical spondylosis. Brain 1972; **95**(1): 101-108.
4）小田裕胤．頚椎症 疫学・自然経過．NEW MOOK 整外 1999; (6): 22-29.
5）Machino M, et al. Age-related and degenerative changes in the osseous anatomy, alignment, and range of motion of the cervical spine. -A comparative study of radiographic data from 1016 Patients with cervical spondylotic myelopathy and 1230 asymptomatic subjects. Spine (Phila Pa 1976) 2016; **41**(6): 476-482.
6）Boogaarts HD, et al. Prevalence of cervical spondylotic myelopathy. Eur Spine J 2015; **24**(Suppl 2): 139-141.
7）Wu JC, et al. Epidemiology of cervical spondylotic myelopathy and its risk of causing spinal cord injury: a national cohort study. Neurosurg Focus 2013; **35**(1): E10.
8）Nagata K, et al. The prevalence of cervical myelopathy among subjects with narrow cervical spinal canal in a population-based magnetic resonance imaging study: the Wakayama Spine Study. Spine J 2014; **14**(12): 2811-2817.

Background Question 3

頚椎症性脊髄症の自然経過はどのようであるか

要約

●重症例，進行例では手術が必要であるという点は諸家の報告で意見が一致している．軽症例では進行する頻度は高くないが進行した場合は予後不良となるため注意が必要であること，また軽症例の定義が明確でないことに注意を要する．

○解説○

1. 重症例

1956 年 Clarke ら[1] は 120 例の本症患者を調査した結果，多くは進行すると報告したが，一方で 1963 年 Lees ら[2] は 44 例を最長 32 年調査した結果，本症は非進行性が多く悪化例はまれであると報告した．

その後 1972 年 Nurick[3] は 91 例，最長 20 年の観察で，初診時に症状の軽度なものは経過が良好であるが，重症例は経過も不良であると報告した．

1979 年佐々木ら[4] は本症 54 例を 1 年以上，最長 11 年経過観察した結果，服部の分類[5] I 型では改善が 44% と多く，II 型では改善は少なく増悪例が 32% あり，III 型では改善傾向はほとんどなかったが，I 型，II 型でも脊柱管狭窄を認めるものでは症状悪化する危険性があると報告した．

1999 年小田[6] は本症 74 例を平均 5 年 10 ヵ月追跡調査した結果，服部の分類 II 型，III 型で下肢の JOA スコア 2 点以下，脊柱管前後径 12 mm 以下を増悪因子としてあげている．

このように，重症例では症状が悪化することが多いため手術が必要となるという点では諸家の報告で意見が一致している．

2. 軽症例

軽症例の自然経過については以下のような論文がある．

2000 年 Matsumoto ら[7] は本症患者 29 例を平均 3 年間経過観察した結果，JOA スコア 13 点以上の軽症例のうち 72% が予後良好と報告した．

2007 年 Shimamura ら[8] は JOA スコア 13 点以上の非手術例 56 例を平均 35.6 ヵ月追跡調査した結果，20% の症例で症状が悪化し，症状悪化の危険因子として MRI 横断像での全周性圧迫をあげている．

2012 年 Sumi ら[9] は 55 例の軽症例（JOA スコア 13 点以上）を平均 78.9 ヵ月追跡調査した結果，平均スコアは不変であるが，25.5% の症例は 2 点以上低下し，13 点未満になったと報告した．

2012 年 Oshima ら[10] は JOA スコア上で下肢運動点数が 3 点以上で MRI にて髄内信号変化を認めた 45 例を平均 78 ヵ月調査した結果，手術を必要としなかった患者は 5 年で 82%，10 年で 56% であったと報告した．

2002 年 Kadanka ら[11] は modified JOA スコア 12 点以上の軽症例 68 例を保存治療と手術治療に分けたランダム化試験を行い，3 年後，10 年後の調査時に有意差がなかったことを報告した．

一方 2013 年 Wu ら[12] は台湾における 12 年間の National Health Insurance Research database を用いた検討で，13,461 人の頚髄症患者をフォローアップすると 166 例がその後，脊髄損傷を生じ，非手術群でその頻度が高いことを報告した．

　システマティックレビューも報告されており，重症例に関しては手術が必要であることについては見解の一致が得られているものの，軽症例への対応については見解の一致が得られていない．症状進行の頻度は高くないとする報告が多い［Matz ら [13]，Rhee ら [14]，Yarbrough ら [15]，Fehlings ら [16]］が，Karadimas ら [17] は自然経過で 20～60％の患者に症状悪化がみられることから，軽症例であっても手術の選択肢を提示すべきとした．また，Badhiwala ら [18] は，自然経過は症例によって異なり，様々な期間で神経学的には悪化していくと報告している．ただし，軽症例の定義が明確でないことが問題であり，軽微な手指巧緻運動障害でも若年者では影響が大きいことなども考慮していく必要がある．

　以上をまとめると，重症例，進行例では手術が必要であるという点は諸家の報告が一致している．軽症例では進行する頻度は高くないが進行した場合は予後不良となるため注意が必要であること，また軽症例の定義が明確でないことに注意を要する．

文献

1) Clarke E, et al. Cervical myelopathy: a complication of cervical spondylosis. Brain 1956; **79**(3): 483-510.
2) Lees F, et al. Natural history and prognosis of cervical spondylosis. Br Med J 1963; **2**(5373): 1607-1610.
3) Nurick S. The natural history and the results of surgical treatment of the spinal cord disorder associated with cervical spondylosis. Brain 1972; **95**(1): 101-108.
4) 佐々木　正ほか．頚椎症の自然経過．整外 MOOK 1979; (6): 159-168.
5) 服部　奨ほか．頚部脊椎症性ミエロパチーの病態と病型．臨整外 1975; **10**(11): 990-998.
6) 小田裕胤．頚椎症 疫学・自然経過．NEW MOOK 整外 1999; (6): 22-29.
7) Matsumoto M, et al. Increased signal intensity of the spinal cord on magnetic resonance images in cervical compressive myelopathy. Does it predict the outcome of conservative treatment? Spine 2000; **25**(6): 677-682.
8) Shimamura T, et al.: Probnostic factors for deterioration of patients with cervical spondylotic myelopathy after nonsurgical treatment. Spine (Phila Pa 1976) 2007; **32**(22): 2474-2479.
9) Sumi M, et al. Prospective cohort study of mild cervical spondylotic myelopathy without surgical treatment. J Neurosurg Spine 2012; **16**(1): 8-14.
10) Oshima Y, et al. Natural course and prognostic factors in patients with mild cervical spondylotic myelopathy with increased signal intensity on T2-weighted magnetic resonance imaging. Spine (Phila Pa 1976) 2012; **37**(22): 1909-1913.
11) Kadanka Z, et al. Approaches to spondylotic cervical myelopathy: conservative versus surgical results in a 3-year follow-up study. Spine 2002; **27**(20): 2205-2210.
12) Wu JC, et al. Epidemiology of cervical spondylotic myelopathy and its risk of causing spinal cord injury: a national cohort study. Neurosurg Focus 2013; **35**(1): E10.
13) Matz PB, et al. The natural history of cervical spondylotic myelopathy. J Neurosurg Spine 2009; **11**(2): 104-111.
14) Rhee JM, et al. Nonoperative management of cervical myelopathy: a systematic review. Spine (Phila Pa 1976) 2013; **22**(suppl 1): S55-S67.
15) Yarbrough CK, et al. The natural history and clinical presentation of cervical spondylotic myelopathy. Adv Orthop 2012: 480643.
16) Fehlings MG, et al. A Clinical Practice Guideline for the Management of Patients With Degenerative Cervical Myelopathy: recommendations for patients with mild, moderate, and severe disease and nonmyelopathic patients with evidence of cord compression. Global Spine J 2017; **7**(3 Suppl): 70S-83S.
17) Karadimas SK, et al. Pathophysiology and natural history of cervical spondylotic myelopathy. Spine (Phila Pa 1976) 2013; **38**(22 Suppl 1): S21-S36.
18) Badhiwala JH, et al. The natural history of degenerative cervical myelopathy. Neurosurg Clin N Am 2018; **29**(1): 21-32.

Background Question 4

頚椎症性脊髄症の生命予後はどのようであるか

要約

●本症の自然経過の生命予後に関するエビデンスレベルの高い論文はないが，高齢者における手術例と非手術例の生命予後の比較検討や手術例の検討から，術後下肢運動機能の回復が良好な例では十分な生命予後が期待できる．

○解説○

　　本症の自然経過における生命予後を知ることは治療法の選択に際して重要な判断材料となりうる．この点について詳細に検討した prospective study の報告はみられないが，小川は本症の手術症例における生命予後を検討した．それによると 1 年以上の経過観察を行った手術症例 545 例を対象とし，標準化死亡比を計算した結果，1.38 と一般国民と比較して有意に高値を示した．また，平均余命も約 9 年短縮していた．さらに，この傾向は下肢運動機能障害が強い例にみられると報告した [1]．また，米らは JOA スコア 13 点以下，70 歳以上の頚椎症性脊髄症 38 例を手術群と非手術群に分け初診後 5 年での生存率を比較したところ，手術群 0.915 に対し非手術群では 0.745 であった．またそのなかで，非手術群では下肢運動機能が著しく低下し，歩行不能例が増加していた [2]．このことから，術後下肢運動機能の回復が良好な例では十分な生命予後が期待できることが示唆される．

　　このような頚椎症性脊髄症の生命予後については，初版から今回の改訂までの間に上記知見を訂正する，あるいはより新しい概念の提唱はなかった．

文献

1) 小川清吾. 頚椎症性脊髄症の手術症例における生命予後に関する検討. 中部整災誌 1999; **42**(6): 1313-1319.
2) 米　和徳ほか. 高齢者の圧迫性頚髄症の治療成績. 整外と災外 2006; **55**(3): 293-296.

第2章 病態

Background Question 5

頚椎症性脊髄症の病態生理は何か

要約

●頚椎症性脊髄症は脊髄に対する静的圧迫因子と動的圧迫因子が複合して発症すると考えられている. さらには循環障害因子やその他の因子についても関与を推察する意見もある.

○解説○

　頚椎症性脊髄症の病態については 1950 年代から多くの研究がなされ, 脊髄に対する静的圧迫因子と動的圧迫因子が複合して発症すると考えられている. さらには循環障害因子やその他の因子についても関与を推察する意見もある.

1. 静的圧迫因子

　静的圧迫因子としては生来の発育性脊柱管狭窄が重要な発症要因となることが知られている. 病理学的検討から Arnold[1] は脊柱管前後径 12 mm 以下が, Wolf ら[2] は 10 mm 以下が頚椎症性脊髄症の発症と関係するとした. Adams ら[3] は頚椎症性脊髄症群における脊柱管前後径は 9～15 mm で, 平均は 11.8 mm と報告した.

　健常人の頚部脊柱管前後径には人種差があり, Burrows ら[4] が欧米人では 16～18 mm であると報告したのに対し, Murone ら[5] は日本人では 12.4～12.6 mm であると報告した. さらに肥後ら[6] の報告では, 脊柱管前後径は C4 ないし C5 椎体レベルで最小であり, 女性は男性より約 1 mm 狭小で, 頚椎症性脊髄症群において男性 14 mm 以下, 女性 13 mm 以下の割合はそれぞれ 79%, 73% であった.

　しかし最近の報告では, Goto ら[7] が健常日本人 600 例を年代ごとに評価したところ, 若年者ほど身長, arm span が長く, 脊柱管前後径も大きかったことを報告しており, 今後こうした数字が見直される必要がある可能性を指摘している.

　発育性脊柱管狭窄が基盤にあるため, 腰部脊柱管狭窄を合併することが多いことも近年多く報告されている. Adamova ら[8] は 78 例の腰部脊柱管狭窄症患者を検討した結果, 健常者よりも頚部脊柱管狭窄の発生頻度が多く, 症状を呈しやすいことを報告した. Iizuka ら[9] も 237 例の腰部脊柱管狭窄症患者が本症を合併している頻度について MRI, 臨床症状を調査して 21 例 (8.6%) に合併していることを報告した.

　Nagata ら[10] は特定の地域の住民 1,011 人を対象とした大規模な population based cohort study を行った結果, MRI 上の頚髄圧迫は 24.7%, 腰部脊柱管狭窄は 30.2%, 両者の合併は 11% に認めたと報告している.

2. 動的圧迫因子

こうした発育性脊柱管狭窄が基盤にある患者では椎間板の変性・後方膨隆や椎体骨棘など加齢に伴う脊柱管狭窄を合併すると脊髄症状を発現しやすいが，静的な脊柱管狭窄だけで発症するわけではなく，動的な因子の関与も重要である．Taylor ら[11] は頚椎の後屈時における黄色靱帯の脊柱管内へのたくれ込みについて言及し，Penning ら[12] は前後屈時における椎体の不安定性によるすべりも脊柱管を狭窄し脊髄を圧迫することの重要性を報告した．特に後屈時においては後方にすべった椎体後縁と椎弓間に脊髄が挟まれる機序が考えられるが，片岡ら[13] はこれを dynamic canal stenosis という呼称で報告した．また，Hayashi ら[14] は，加齢により下位頚椎が脊椎症性変化のために椎間可動性が減少すると，それよりも上位の椎間に代償的な不安定性や亜脱臼が生じることがあり，これが高齢者の頚椎症性脊髄症の病態の特徴のひとつと考えた．

3. 脊髄の循環障害

脊髄の循環障害も頚髄症発症に関与すると考えられており，Mair ら[15]，Ono ら[16] は剖検例の病理組織学的検討で狭窄レベルの脊髄における白質や灰白質に虚血性の変化が認められることを報告しているが，依然として不明な点が多い．

4. その他

遺伝的影響について，Bull ら[17] が頚部脊椎症の家族性発生例が多いことを報告し，Patel ら[18] は米国ユタ州居住者のデータを人口動態ベースで後ろ向きに解析した結果，頚髄症の発症に遺伝的素因が関与している可能性が有意に高いことを報告している．近年具体的な遺伝子についてもいくつかの研究が報告されている[19~21] が，依然詳細には解明されていないのが現状である．

このほか頚髄症患者の脳脊髄液では，健常者に比較して炎症性物質の増加があるという報告[22,23] もあるが，病態生理への関与は不明である．

文献

1) Arnold JG Jr. The clinical manifestations of spondylochondrosis (spondylosis) of the cervical spine. Ann Surg 1955; **141**(6): 872-889.
2) Wolf BS, et al. The sagittal diameter of the bony cervical spinal canal and its significance in cervical spondylosis. Journal of the Mount Sinai Hospital, New York 1956; **23**(3): 283-292.
3) Adams CB, et al. Studies in cervical spondylotic myelopathy. II. The movement and contour of the spine in relation to the neural complications of cervical spondylosis. Brain 1971; **94**(3): 568-586.
4) Burrows EH. The sagittal diameter of the spinal canal in cervical spondylosis. Clin Radiol 1963; **14**: 77-86.
5) Murone I. The importance of the sagittal diameters of the cervical spinal canal in relation to spondylosis and myelopathy. J Bone Joint Surg Br 1974; **56**(1): 30-36.
6) 肥後　勝ほか．頚部脊柱管狭窄症の脊柱管前後径に関する X 線学的検討．臨整外 1984; **19**(4): 361-366.
7) Goto S, et al. Comparison of cervical spinal canal diameter between younger and elder generations of Japanese. J Orthop Sci 2010; **15**(1): 97-103.
8) Adamova B, et al. Does lumbar spinal stenosis increase the risk of spondylotic cervical spinal cord compression?. Eur Spine J 2015; **24**(12): 2946-2953.
9) Iizuka H, et al. Predictive factors of cervical spondylotic myelopathy in patients with lumbar spinal stenosis. Arch Orthop Trauma Surg 2012; **132**(5): 607-611.
10) Nagata K, et al. The prevalence of tandem spinal stenosis and its characteristics in a population-based MRI study: The Wakayama Spine Study. Eur Spine J 2017; **26**(10): 2529-2535.
11) Taylor AR. Mechanism and treatment of spinal-cord disorders associated with cervical spondylosis. Lancet 1953; **1**(6763): 717-720.
12) Penning L. Some aspects of plain radiography of the cervical spine in chronic myelopathy. Neurology 1962; 12: 513-519.
13) 片岡　治ほか．頚椎症性脊髄症における dynamiccanalstenosis について．臨整外 1975; **10**(12): 1133-1143.
14) Hayashi H, et al. Etiologic factors of myelopathy. A radiographic evaluation of the aging changes in the

cervical spine. Clin Orthop Relat Res 1987(**214**): 200-209.

15) Mair WG, et al. The pathology of spinal cord lesions and their relation to the clinical features in protrusion of cervical intervertebral discs; a report of four cases. Brain 1953; **76**(1): 70-91.

16) Ono K, et al. Cervical myelopathy secondary to multiple spondylotic protrusions: a clinicopathologic study. Spine (Phila Pa 1976) 1977; **2**: 109-125.

17) Bull J, et al. A possible genetic factor in cervical spondylosis. Br J Radiol 1969; **42**(493): 9-16.

18) Patel AA, et al. Evidence of an inherited predisposition for cervical spondylotic myelopathy. Spine (Phila Pa 1976) 2012; **37**(1): 26-29.

19) Wang D, et al. BMP-4 polymorphisms in the susceptibility of cervical spondylotic myelopathy and its outcome after anterior cervical corpectomy and fusion. Cell Physiol Biochem 2013; **32**(1): 210-217.

20) Abode-Iyamah KO, et al. Effects of brain derived neurotrophic factor Val66Met polymorphism in patients with cervical spondylotic myelopathy. J Clin Neurosci 2016; **24**: 117-121.

21) Wang G, et al. Genetic factors of cervical spondylotic myelopathy-a systemic review. J Clin Neurosci 2017; 44: 89-94.

22) Ito K, et al. Analysis of interleukin-8, interleukin-10, and tumor necrosis factor-alpha in the cerebrospinal fluid of patients with cervical spondylotic myelopathy. J Spinal Disord Tech 2008; **21**(2): 145-147.

23) Nagashima H, et al. Tumor necrosis factor-alpha, interleukin-1beta, and interleukin-6 in the cerebrospinal fluid of patients with cervical myelopathy and lumbar radiculopathy. Eur Spine J 2009; **18**(12): 1946-1950.

第3章　診断

Background Question 6

頚椎症性脊髄症の主な症状・徴候・神経診断学は何か

要約

● 頚椎症性脊髄症では，上肢の感覚障害と上肢および下肢の運動機能障害がみられることが多い．脊髄症を示唆する徴候には，深部腱反射の亢進や Hoffmann 徴候，Trömner 徴候などがあるが，軽症例においてはこうした徴候がみられないこともある．頚椎症性脊髄症の高位診断は，神経学的所見によりある程度可能であるが，各種画像所見などをあわせた総合的な判断が重要である．

○ 解説 ○

1. 症状・徴候

　頚椎症性脊髄症の手術例での検討で，術前における上肢の感覚障害と上肢および下肢の運動障害はいずれもおよそ 8 割以上でみられたと報告されている[1]．また，頚椎症性脊髄症の初発症状としては，手指のしびれと歩行障害がそれぞれ 64％，16％にみられたとの報告がある[2]．痛みとしびれに関しては，NRS 5 以上の頚部痛および上肢しびれは，いずれも圧迫性頚髄症の約 4 割にみられたとの報告があり[3]，また，アロディニアや障害脊髄高位以下の締めつけられるような自発痛などを生じる「脊髄障害性疼痛」が頚椎症性脊髄症の約 4 割にみられたとの報告もある[4]．

　頚椎症性脊髄症では，障害髄節に関連する myotome，dermatome にみられる深部腱反射の低下や筋力低下，感覚障害，また，錐体路徴候として障害髄節より下位にみられる深部腱反射の亢進や Hoffmann 徴候，Babinski 徴候，クローヌスといった様々な徴候が知られており，頚椎症性脊髄症では，これらのうちの何らかの徴候がみられることが多いが，主に軽症例ではこれらの徴候がみられないこともあり，診断に際して注意が必要である[5,6]．なお，頚髄症患者における深部腱反射は，高齢者では亢進を呈する割合が低下することが報告されている[7]．

　圧迫性頚髄症における各種錐体路徴候は，深部腱反射の亢進（94％），Hoffmann 徴候（81％），Babinski 徴候（53％），足クローヌス（35％）の順で多くみられ，錐体路徴候の感度は軽症例ほど低いとの報告がある[8]．また，頚椎症性脊髄症における Trömner 徴候の感度は 94％と Hoffmann 徴候（76％），inverted radial reflex（76％）および Babinski 徴候（36％）の感度よりも高く，Trömner 徴候は軽症例でもその感度は 9 割を超えたことから，その陰性的中率の高さ（85％）もあわせ，頚椎症性脊髄症の診断，特に早期診断においては Trömner 徴候がほかの徴候よりも有用であるとの報告もある[9]．

　頚椎症性脊髄症の特徴的な徴候のひとつとしていわゆる myelopathy hand が知られており，小指ないし環指の内転や伸展が障害され（finger escape sign），また，手指の素早い把握と伸展の動作が行えなくなることがその特徴とされている[10]．後者は，10 秒間に手指の把握と伸展を可能な限り行わせ，その回数を評価する（10 秒テスト）．一般に，手指の把握・伸展が 20 回未満であった場合は異常とされている．健常者を対象とした検討では，手指の把握・伸展の回数は加齢に伴い減少

し60歳代以降の平均値は20回未満であったため，年代別の標準値を用いた評価が有用であるとの報告がある[11]．また，圧迫性頸髄症では，手指の把握・伸展動作時に手関節のtrick motion（手指の把握時と伸展時にそれぞれ手関節の伸展と屈曲がみられる）と小指ないし環指の伸展障害がみられることが多く，特に後者は頸髄症の重症度と関連しているとの報告がある[12]．

2．神経診断学

　圧迫性頸髄症の高位診断については，国分や平林らによる1椎間の手術例の検討から，C3/4頸髄症では上腕二頭筋腱反射以下の亢進，三角筋筋力の低下，上腕ないし肩口までの感覚障害が，C4/5頸髄症では上腕二頭筋腱反射の低下と上腕三頭筋腱反射以下の亢進，上腕二頭筋筋力の低下，全手指の感覚障害が，C5/6頸髄症では上腕三頭筋腱反射の低下，上腕三頭筋筋力の低下，尺側手指の感覚障害がそれぞれ多くみられ，また，C6/7頸髄症では上肢の腱反射の亢進はあまりみられないとされている[13, 14]．なお，上腕二頭筋腱反射以下の亢進やhyperactive pectoralis reflex，scapulohumeral reflex（Shimizu）などの反射がみられる場合は，上位頸髄や頭蓋内の病変の可能性も疑う必要がある[15, 16]．また，MRI T2強調像において髄内高信号が1ヵ所のみにみられた圧迫性頸髄症手術例の後ろ向き研究では，それぞれの徴候に基づく高位診断の精度は，上肢の感覚障害（87％），深部腱反射（83％），筋力低下（70％）の順に高かったと報告されている[17]．さらに，1椎間の圧迫性頸髄症手術例を対象とした前向き研究があり，神経学的所見［深部腱反射，感覚障害（pinprick），筋力低下および手のしびれ］に基づく高位診断と画像（MRI，脊髄造影，CTM）上の責任高位の一致率は66％であり，神経学的所見のなかでは，手のしびれの分布が最も高い一致率（62％）を示したと報告されている[18]．

　以上から，頸椎症性脊髄症の高位診断は，深部腱反射や筋力低下，感覚障害，しびれの分布などのパターンによりある程度可能であると考えられる．しかしながら，頸椎症性脊髄症の診断に際しては，多椎間での脊髄障害や腰部脊柱管狭窄症，糖尿病などの併存疾患のため神経学的所見のみによる診断は困難なことも少なくなく，各種画像所見や電気生理学的検査所見などもあわせた総合的な判断が重要である．

文献

1) Machino M, et al. The prevalence of pre- and postoperative symptoms in patients with cervical spondylotic myelopathy treated by cervical laminoplasty. Spine (Phila Pa 1976) 2012; **37**(22): E1383-E1388.
2) 鎌田修博ほか．最新頸椎症診療実践マニュアル—頸髄症の病型分類．Orthopaedics 1997; **10**(6): 1-6.
3) 竹下克志ほか．四肢のしびれ感—圧迫性頸髄症の痛みとしびれ．臨整外 2010; **45**(8): 683-687.
4) 矢吹省司ほか．頸椎症性脊髄症における脊髄障害性疼痛症候群．PAIN RES 2013; **28**(1): 1-8.
5) Rhee JM, et al. Prevalence of physical signs in cervical myelopathy: a prospective, controlled study. Spine (Phila Pa 1976) 2009; **34**(9): 890-895.
6) Acharya S, et al. Resolution of physical signs and recovery in severe cervical spondylotic myelopathy after cervical laminoplasty. Spine (Phila Pa 1976) 2010; **35**(21): E1083-E1087.
7) 濱崎貴彦ほか．80歳以上の頸髄症の神経学的所見—下肢深部腱反射を中心とした前向き研究．J Spine Res 2012; **3**(5): 744-746.
8) Chikuda H, et al. Correlation between pyramidal signs and the severity of cervical myelopathy. Eur Spine J 2010; **19**(10): 1684-1689.
9) Chaiyamongkol W, et al. The Significance of the Trömner Sign in Cervical Spondylotic Myelopathy Patient. Clinical spine surgery 2017; **30**(9): E1315-E1320.
10) Ono K, et al. Myelopathy hand. New clinical signs of cervical cord damage. J Bone Joint Surg Br 1987; **69**(2): 215-219.
11) 湯川泰紹ほか．実地臨床に役立つ疫学知識—圧迫性頸髄症の定量的な評価方法「手指10秒テスト」と「10秒足踏みテスト」の年代別標準値—1230名の頸椎ドックデータから．J Spine Res 2014; **5**(9): 1281-1286.
12) Hosono N, et al. Myelopathy hand: new evidence of the classical sign. Spine (Phila Pa 1976) 2010; **35**(8): E273-E277.

13）国分正一. 頚椎症性脊髄症における責任椎間板高位の神経学的診断. 臨整外 1984; **19**(4): 417-424.

14）平林　冽ほか. 単一椎間固定例からみた頚部脊椎症の神経症状―とくに頚髄症の高位診断について. 臨整外 1984; **19**(4): 409-415.

15）Paholpak P, et al. Clinical correlation of cervical myelopathy and the hyperactive pectoralis reflex. J Spinal Disord Tech 2013; **26**(8): E314-E318.

16）Shimizu T, et al. Scapulohumeral reflex (Shimizu). Its clinical significance and testing maneuver. Spine 1993; **18**(15): 2182-2190.

17）Seichi A, et al: Neurologic level diagnosis of cervical stenotic myelopathy. Spine (Phila Pa 1976) 2006; **31**(12): 1338-1343.

18）Matsumoto M, et al: Usefulness of neurological examination for diagnosis of the affected level in patients with cervical compressive myelopathy: prospective comparative study with radiological evaluation. J Neurosurg Spine 2005; **2** (5): 535-539.

Background Question 7

頚椎症性脊髄症と鑑別すべき病態は何か

要約

●頚椎症性脊髄症と鑑別すべき病態としては，頚椎椎間板ヘルニアや頚椎後縦靭帯骨化症（OPLL）といったその他の圧迫性頚髄症や頚椎症性神経根症，頚椎症性筋萎縮症，若年性一側上肢筋萎縮症（平山病），運動ニューロン疾患，脱髄疾患，脊髄サルコイドーシスなどがあげられる．特にこれらの病態を中高年で発症した患者では，画像上の頚椎症性変化がみられることが多く，頚椎症性脊髄症との鑑別が困難であることもある．以下に頚椎症性脊髄症と鑑別すべき主な病態について概説する．

○解説○

1. 頚椎椎間板ヘルニア

　椎間板が退行変性することで，髄核や線維輪が脊柱管内に突出あるいは脱出した状態である．発症年齢は頚椎症性脊髄症に比べて低く，30～50歳代に多い．発症が急性であるなどの特徴はあるが，臨床症状のみでは頚椎症性脊髄症との鑑別は困難なことも少なくないため，MRIなどを用いた画像診断による鑑別も必要とする．

2. 頚椎後縦靭帯骨化症

　後縦靭帯の肥厚と骨化により，頚髄や神経根が圧迫され，徐々に神経症状を呈する病態である．神経症状は頚椎症性脊髄症と大きな違いはなく，単純X線やCTなどの画像検査で後縦靭帯部に存在する骨化巣を同定することで鑑別する．

3. 頚椎症性神経根症

　ほとんどの場合，単一の神経根が障害されるため，症状は一側性で障害神経根に対応する比較的限局した領域の筋力低下・感覚障害・深部腱反射の低下がみられる．頚椎症性脊髄症との違いは，脊髄障害による症状がみられない点であるが，両者の合併もあるため注意を要する[1]．なお，検査所見に共通点が多いことから，電気生理学的検査による頚椎症性脊髄症と頚椎症性神経根症の鑑別は容易ではない[2]．

4. 頚椎症性筋萎縮症

　頚椎症性筋萎縮症は，頚椎症に伴う脊髄神経の前根障害または脊髄灰白質前角部の障害により上肢の支配筋に筋力低下・筋萎縮が生じる病態であり，感覚障害や下肢症状はほとんどみられない．筋電図などの補助診断を用いることで，頚椎症性脊髄症との鑑別を行う[3,4]．

5. 若年性一側上肢筋萎縮症（平山病）

　一側上肢の筋萎縮・筋力低下を主訴とする疾患である．ほとんどが男性で，10～20歳代前半の若年発症である．特徴は，上肢遠位筋に筋萎縮がみられること，感覚障害を伴わないことなどである．頚椎症性脊髄症とは，好発年齢の違い，上肢の感覚障害や脊髄症状がみられないことで鑑別できる[5]．頚椎前屈による脊髄の前方への変位や脊髄の扁平化が脊髄造影・dynamic MRIなどでみら

れる.

6. 運動ニューロン疾患

運動ニューロン疾患では，特に通常発症後数年で死亡する筋萎縮性側索硬化症(amyotrophic lateral sclerosis：ALS)が頚椎症性脊髄症と鑑別すべき疾患として極めて重要である．ALS は全身の上位および下位運動ニューロンが変性・脱落する病態であり，傍脊柱筋や頚部屈筋群を含めた筋の萎縮や筋力低下，舌の萎縮，構音障害，嚥下障害，呼吸障害などの症状がみられれば ALS を積極的に疑う[6]．なお，眼球運動障害，膀胱・直腸障害，感覚障害，褥瘡は通常みられず ALS の陰性徴候とされている．頚椎症性脊髄症では，萎縮筋の深部腱反射は通常消失しているのに対し，ALS による萎縮筋の深部腱反射は亢進していることも少なくない．また，頚椎症性脊髄症における筋萎縮は髄節性に分布するのに対して，ALS における筋萎縮はびまん性に分布し，特に第 1 背側骨間筋と短母指外転筋が障害されやすい．ALS では広範な筋線維束収縮や短期間の体重減少がみられる点も頚椎症性脊髄症との鑑別を行ううえでの参考になる[7]．針筋電図検査における安静時の線維自発電位や陽性鋭波は頚椎症性脊髄症と ALS の両者にみられるが，線維束自発電位は ALS に特異的にみられる．なお，頚椎症性脊髄症では僧帽筋に安静時活動がみられることはないので，針筋電図の被検筋としては僧帽筋が重要である[8]．また，延髄症状を示さないような発症初期の ALS と頚椎症性脊髄症の鑑別では，MRI を用いた頭蓋内皮質脊髄路内の拡散係数を比較することが有用であるとの報告もある[9]．

7. 脱髄疾患

脱髄疾患では，特に多発性硬化症(multiple sclerosis：MS)との鑑別が重要であり，頚椎症性脊髄症で比較的広範に髄内高信号がみられたときに鑑別が困難となる．MS では時間的・空間的多発性に臨床症状がみられることが重要である．各種大脳誘発電位(体性感覚誘発電位，視覚誘発電位，聴性脳幹誘発電位)や運動誘発電位の所見，髄液中のオリゴグローナルバンドや C4d などが診断に有用と報告されている[10]．

8. 脊髄サルコイドーシス

脊髄サルコイドーシスは中下位頚髄にみられることが多く，発症は急性のものから緩徐進行性のものまで様々である[7]．サルコイド病変は脊髄表面から内側に進み白質が最初に障害されるため，下肢の錐体路徴候が目立つ場合が多く，頚椎症性脊髄症では中心灰白質から障害されて上肢の症候が先行しやすいのと対照的である．MRI 上，脊髄の腫大と T2 強調像での髄内高信号が 5 椎体を超えるほど広範にみられる場合は，脊髄サルコイドーシスを疑う[11]．造影 MRI では，髄膜に接して髄内に多発性にみられる斑状の造影効果と髄膜に沿った線状の造影効果が特徴的である[12]．サルコイドーシスを疑う場合には，胸部 CT やガリウムシンチ，FDG-PET による両側性の肺門部リンパ節腫大や全身のサルコイド病変の確認およびサルコイド病変の生検による組織診断を考慮する[7]．

文献

1) 田中靖久ほか．頚部神経根症と頚部脊髄症の症候による診断．NEW MOOK 整外 1999; (6): 30-38.
2) 園生雅弘．脊椎脊髄疾患の電気診断による鑑別．脊髄外科 2011; **25**(1): 14-22.
3) Keegan JJ. The cause of dissociated motor loss in the upper extremity with cervical spondylosis. Journal of neurosurgery 1965; **23**(5): 528-536.
4) 祖父江逸郎ほか．頚部脊椎症性ミエロパチーの臨床像と病型頚部脊椎症性筋萎縮 cervical spondylotic amyotrophy の提唱と Crandall & Batzdorf の病型分類の問題点を中心として．臨整外 1975; **10**(11): 999-1006.
5) 平山惠造．若年性一側上肢筋萎縮症―その発見から治療まで．臨神経 1993; **33**(12): 1235-1243.

6）和泉唯信ほか．頚髄症と ALS の鑑別．Orthopaedics 2016; **29**(10): 27-35.

7）Ando T. Diagnosis and management of cervical spondylosis. Rinsho Shinkeigaku 2012; **52**(7): 469-479.

8）河村保臣ほか．運動ニューロン疾患―筋萎縮性側索硬化症を中心に．Bone Joint Nerve 2018; **8**(1): 29-33.

9）Koike Y, et al. Apparent diffusion coefficients distinguish amyotrophic lateral sclerosis from cervical spondylotic myelopathy. Clin Neurol Neurosurg 2015; **132**: 33-36.

10）Koguchi Y, et al. Increased CSF C4d in demyelinating neuropathy indicates the radicular involvement. Acta Neurol Scand 1995; **91**(1): 58-61.

11）鈴木直輝ほか．神経変性疾患による筋萎縮．脊椎脊髄ジャーナル 2017; **30**(5): 557-562.

12）Nesbit GM, et al. Spinal cord sarcoidosis: a new finding at MR imaging with Gd-DTPA enhancement. Radiology 1989; **173**(3): 839-843.（検索条件外）

頚椎症性脊髄症の重症度を表す評価法はあるか

要約

● わが国では，頚髄症の重症度を表す評価法として JOA スコアおよび患者立脚型の評価法である JOACMEQ が広く用いられている．その他の評価法としては，Nurick Scale，SF-36，NDI，VAS などが報告されている．

○ 解説 ○

　わが国では，JOA スコアおよび患者立脚型の評価法である日本整形外科学会頚部脊髄症評価質問票（JOACMEQ）が頚髄症の重症度を表す指標として広く用いられている．術前の JOA スコアは，術後の改善率（平林法）と相関するとの報告がある[1] 一方で，術前の JOA スコアと術後の改善率に相関はみられなかったとの報告もある[2]．JOACMEQ は，日本整形外科学会が頚椎疾患に特異的な尺度として作成した 24 の質問からなる患者立脚型評価法であり，その信頼性・再現性・妥当性・反応性が検証されている．JOACMEQ では頚椎機能，上肢運動機能，下肢運動機能，膀胱機能および QOL を含む多面的な評価が可能であり，患者の障害の程度をよく反映するものとなっている[3,4]．

　世界的には Nurick Scale，modified JOA（mJOA）スコア，Visual Analog Scale（VAS），Short Form（36）Health Survey（SF-36），Neck Disability Index（NDI），Myelopathy Disability Index（MDI），Europan Myelopathy Scale（EMS）の順で多く使用されていたが，そのうち信頼性・妥当性・反応性などの観点から mJOA，Nurick Scale，MDI および NDI が有用であったとの報告がある[5]．また，頚椎症性脊髄症手術例を対象とした研究で，mJOA，NDI，Nurick Scale，norm-based short form 36 physical component summary（SF-36 PCS），EuroQol-5 Dimensions（EQ-5D）はいずれも頚椎症性脊髄症の評価法としての妥当性と反応性を有していたが，頚椎症性脊髄症における QOL の評価法としては NDI が最も有用であったとの報告もある[6]．さらに，頚椎症性脊髄症手術例を対象として，SF-36 と疾患特異性な評価法である MDI および NDI を調査した研究では，SF-36 による身体機能評価は，MDI および NDI による評価と強く相関していたとの報告がある[7]．

　頚椎症性脊髄症の重症度を定量化するための Performance test としては，30 m 歩行テストや 10 秒足踏みテスト，3 点ステップテストなどが報告されている[8〜10]．

文献

1) Iwasaki M, et al. Long-term results of expansive laminoplasty for ossification of the posterior longitudinal ligament of the cervical spine: more than 10 years follow up. J Neurosurg 2002; **96**(2 Suppl): 180-189.
2) Satomi K, et al. Short-term complications and long-term results of expansive open-door laminoplasty for cervical stenotic myelopathy. Spine J 2001; **1**(1): 26-30.
3) 井上　玄．頚椎疾患の評価法—JOACMEQ を中心に．ペインクリニック 2013; **34**(別冊春): S115-S123.
4) Fukui M, et al. Japanese Orthopaedic Association Cervical Myelopathy Evaluation Questionnaire (JOACMEQ): part 4. Establishment of equations for severity scores. Subcommittee on low back pain and cervical myelopathy, evaluation of the clinical outcome committee of the Japanese Orthopaedic Association. J Orthop Sci 2008; **13**(1): 25-31.
5) Kalsi-Ryan S, et al. Ancillary outcome measures for assessment of individuals with cervical spondylotic myelopathy. Spine (Phila Pa 1976) 2013; **38**(22 Suppl 1): S111-S122.
6) Whitmore RG, et al. Functional outcome instruments used for cervical spondylotic myelopathy: interscale correlation and prediction of preference-based quality of life. Spine J 2013; **13**(8): 902-907.
7) Al-Tamimi YZ, et al. Measurement of long-term outcome in patients with cervical spondylotic myelopathy

treated surgically. Eur Spine J 2013; **22**(11): 2552-2557.

8）Singh A, et al. Quantitative assessment of cervical spondylotic myelopathy by a simple walking test. Lancet (London, England) 1999; **354**(9176): 370-373.（検索条件外）

9）Yukawa Y, et al. "Ten second step test" as a new quantifiable parameter of cervical myelopathy. Spine (Phila Pa 1976) 2009; **34**(1): 82-86.

10）Mihara H, et al. A new performance test for cervical myelopathy: the triangle step test. Spine (Phila Pa 1976) 2010; **35**(1): 32-35.

各種画像検査（単純X線，脊髄造影，CT，MRI）は頚椎症性脊髄症の診断に有用か

要約

●脊柱管前後径，脊柱管椎体比（Torg-Pavlov比），局所椎間不安定性は脊髄症発症の有意な予測因子と報告されている．頚椎矢状面アライメントは脊髄症の重症度，QOLとの関連があると報告されている．脊髄造影および造影後CT（CTM）は，MRIが禁忌である場合や，MRIで得られる情報を補完することができ，術前の詳細な評価の際には有用である．kinematic MRIは中間位のMRIでは診断困難な病態の診断に有用であると報告されている．拡散強調画像（DTI）は従来のMRIでは困難であった機能的診断が可能で，予後予測に有用である可能性がある．functional MRIによる解析により，CSM患者では脳内での神経回路の再構築が起こっていることが示され，今後のさらなる研究が期待される．

○解説○

1．単純X線検査

　日本人を対象とした大規模住民検診で，脊柱管前後径と脊柱管椎体比が脊髄症発症の有意な予測因子であると報告されている[1]．外科的除圧術を要した頚椎症性脊髄症（CSM）患者28例の術前単純X線像のC3〜C7の固有脊柱管前後径と椎体の前後径ならびに両者の比（Torg-Pavlov比）を計測し，対照群88例と比較した結果，すべての高位別あるいは全レベルの平均でTorg-Pavlov比は手術患者群で対照群に比し有意に小さく，ロジスティック回帰分析ではTorg-Pavlov比と年齢が頚髄症の発症に大きな影響を与えていたとの報告がある[2]．同様にCSM患者100例と頚椎疾患を有さない対照群との比較研究においてもTorg-Pavlov比はいずれの年代においても有意差があり，脊柱管前後径にも有意差が認められた．以上より先天的な脊柱管狭窄が疾患発症の重要な因子であると結論づけた報告がなされている[3]．また，軽症から中等症のCSM患者の画像所見と無症候性のコントロール群の画像所見を比較した研究では，局所椎間不安定性，髄内高信号，Torg-Pavlov比が症候性と無症候性を鑑別する有用な所見であると報告されている[4]．本邦の健常成人，頚肩腕症候群，頚部脊椎症の脊柱管前後径を測定した研究では，CSM患者の82％に発育性脊柱管狭窄（男性14 mm以下，女性13 mm以下と定義）がみられたと報告されている[5]．

2．脊髄造影検査，CT検査

　第2版から今回の改訂までの間に，新たな質の高い論文は報告されていない．MRIの普及・画質の向上に伴い，脊髄造影検査の役割は限定されたものとなっている．しかし，MRIが禁忌である場合や，CTと併用することでMRIから得られる情報を補完することができ，術前の詳細な評価の際には有用性は高い．

3．MRI

　MRIにおける脊髄圧迫および扁平化は本疾患を示唆する所見である．40〜80歳の年齢層で無作為に抽出したボランティア183例のMRI所見の検討で，従来の報告よりも高率に脊髄圧迫所見を認め（108例，59％），その頻度は年齢とともに上昇していた．無症候性の脊髄圧迫の危険因子として，

椎間板レベルの脊柱管前後径と脊髄扁平率が有意な所見であったと報告されている[6]．CSM 患者 121 例の MRI T1 強調矢状断像における脊髄の圧迫度，JOA スコアによる臨床症状および脊髄造影所見を評価した研究では，MRI 上の頚髄圧迫度と脊髄症重症度，脊柱管前後径，脊髄造影における硬膜管の圧迫度は有意に相関していた．したがって，T1 強調像は圧迫性脊髄症の診断や手術成績の正確な評価に有用であると結論している[7]．また，頚髄圧迫性病変 147 例を MRI T2 強調像で評価した亀山らによる研究では，全体の 45.7％に髄内高信号変化を認めた．一方で，神経根症のみを呈する症例では髄内高信号は 1 例も認めなかった．また，最も強い髄内高信号を示す部位は責任病巣と一致する傾向があった[8]．CSM 患者 114 例の定量的な MRI 計測値と臨床所見との関連を統計学的に検討した研究では，高度の脊髄圧迫所見は上肢の神経症候と関連しており，髄内信号変化比（T2 強調矢状断像の最大圧迫部位の脊髄内信号強度の計測値を正常脊髄部位の計測値で除した値）の高値は上肢，下肢，全体の神経脱落所見と関連していたと報告している．また，Hoffmann 徴候は高度の脊髄圧迫，脊柱管狭小化，髄内信号変化比高値を認める比較的重症の患者に高頻度で認めたのに対して，Lhermitte 徴候は髄内信号変化比低値の患者でよく多くみられ，早期の脊髄障害の徴候と考えられたが，これらの知見を検証するさらなる研究が必要であると報告している[9]．

　CSM 患者の頚椎 Modic change は髄内高信号変化と有意な正の相関を認め，Modic change と T2 強調像での髄内高信号を認める群はそれらを認めない群と比較して，伸展位での局所椎間角，局所椎間可動域，脊髄扁平化率で有意差を認めたと報告されている[10]．また，CSM 患者では type Ⅱ の Modic change が多く，C5〜6 椎間に高率に認め，椎間変性がその病態に大きく関与していたと報告されている[11]．

　CSM 患者の Gd 造影陽性例の臨床的，画像的特徴を検討した研究では，T2 強調矢状断像で紡錘型の髄内高信号の中心で最大圧迫部位の尾側に，造影後の横断像で灰白質周辺の白質に造影効果を示す場合には脊髄腫瘍よりも CSM が原因疾患と考えられるとしている．また，造影効果は術後数ヵ月から数年にわたって認められるため，このような所見の特徴を理解したうえで，初期の不適切な診断による適切な治療，手術加療の遅延を防ぐことが重要であるとも報告されている[10]．

　CSM 患者における伸展位 MRI の臨床的意義について検討した研究では，脊髄症を認め，髄内高信号を認めない症例で，伸展位での MRI 撮像が診断に有用であると報告されている[11]．また，CSM 患者における屈曲位，伸展位の MRI の術前評価の有用性について検討した研究では，屈曲位でのみ髄内信号変化が明らかとなる症例が存在し，そのような症例では，中間位のみでの MRI では術前に髄内信号変化の判定が困難で，術後にはじめて信号変化を認めるケースが存在するとしている．kinematic MRI はより詳細，正確に脊髄圧迫部位，髄内信号変化の評価が可能であり，患者の治療ストラテジーを立てるうえで有用な情報を与えてくれると報告されている[14]．いずれの報告でも伸展位 MRI による合併症の報告例は認められなかったが，長時間伸展位をとることによる麻痺増悪の危険性も危惧されるため，伸展位 MRI の適応には慎重を要する．

　CSM 患者の診断における拡散強調画像（DTI）の有用性を検討した報告は近年増加しており，2 つのシステマティックレビューが報告されている．CSM 患者の診断における DTI のバイオマーカーとしての有用性を検討したシステマティックレビュー（14 論文，CSM 479 例，健常コントロール 278 例，メタアナリシス）では，CSM 患者の最大圧迫部位の FA（fractional anisotropy）値はコントロールに比較して有意に低下しており，ADC（apparent diffusion coefficient）値はコントロールに比較して有意に上昇していたと報告している．DTI は従来の MRI では得られない機能的診断が可能で，CSM の診断に有用である可能性があると報告している[15]．一方，CSM 患者の術前の DTI 変化と術後成績の関連について検討したシステマティックレビュー（9 論文，CSM 238 例）では，DTI のパラメーターは CSM 患者の術前の重症度，術後成績に関連しており，DTI は CSM 患者の術後成績

の予測に有用である可能性があるが，今後 DTI の撮像条件を統一した前向き研究による更なる検討が必要であると報告している [16)]．また，CSM 患者での脊髄後索への障害の進展を DTI で評価した研究では，脊髄横断面の各索路の DTI の解析により，体性感覚誘発電位（SEP）の異常を捉えることが可能であり，DTI による索路の障害の評価は CSM の予後を予測するうえで，通常の検査では得られない情報を与えてくれると報告されている [17)]．

CSM 患者の感覚運動皮質の MRI を用いた形態計測による容積の変化と臨床評価の変化との関連を検討した研究（CSM 30 例，健常コントロール 25 例）では，一次体性感覚野（S1）と一次運動野（M1）の灰白質の容積は JOA スコアと正の相関関係を認め，補足運動野の容積変化は JOA の膀胱機能のスコアと相関していたとしている．CSM 患者では脳内において，代償性の反応が起きていることを示す新たな知見が得られたと報告されている [18)]．CSM 患者の脳内の変化について，脳の functional MRI を用いた症例対照研究が報告されている [19～21)]．CSM 患者の脳内の神経回路の再構築を示す新たな知見であるが，いずれも症例数が少なく，今後のさらなる研究が必要である．

文献

1) Nagata K, et al. The prevalence of cervical myelopathy among subjects with narrow cervical spinal canal in a population-based magnetic resonance imaging study: the Wakayama Spine Study. Spine J 2014; **14**(12): 2811-2817.
2) Yu WM, et al. The Torg-Pavlov ratio in cervical spondylotic myelopathy: a comparative study between patients with cervical spondylotic myelopathy and a nonspondylotic, nonmyelopathic population. Spine 2001; **26**(16): 1760-1764.
3) Chen IH, et al. Measurement of cervical canal sagittal diameter in Chinese males with cervical spondylotic myelopathy. Zhonghua Yi Xue Za Zhi (Taipei) 1994; **54**(2): 105-110.
4) Cao JM, et al. Imaging factors that distinguish between patients with asymptomatic and symptomatic cervical spondylotic myelopathy with mild to moderate cervical spinal cord compression. Med Sci Monit 2017; **23**: 4901-4908.
5) 肥後 勝．頸部脊柱管狭窄症の頸部脊柱管前後径に関する X 線学的検討．日整会誌 1987; **61**(5): 455-465.（検索条件外）
6) Kovalova I, et al. Prevalence and imaging characteristics of nonmyelopathic and myelopathic spondylotic cervical cord compression. Spine (Phila Pa 1976) 2016; **41**(24): 1908-1916.
7) Nagata K, et al. Clinical value of magnetic resonance imaging for cervical myelopathy. Spine (Phila Pa 1976) 1990; **15**(11): 1088-1096.
8) 亀山 隆ほか．頸椎症，後縦靱帯骨化症の MRI による脊髄病変の検討．臨神経 1991; **31**(11): 1177-1181.（検索条件外）
9) Nouri A, et al. The relationship between preoperative clinical presentation and quantitative magnetic resonance imaging features in patients with degenerative cervical myelopathy. Neurosurgery 2017; **80**(1): 121-128.
10) Zhou H, et al. Correlation analysis between Modic change of cervical vertebrae and intramedullary high signal intensity. Clin Spine Surg. 2017; **30**(9): E1298-E1305.
11) Qiao P, et al. Modic changes in the cervical endplate of patients suffering from cervical spondylotic myelopathy. J Orthop Surg Res 2018; **13**(1): 90.
12) Flanagan EP, et al. Specific pattern of gadolinium enhancement in spondylotic myelopathy. Ann Neurol 2014; **76**(1): 54-65.
13) Bartlett RJ, et al. Extension MRI is clinically useful in cervical myelopathy. Neuroradiology 2013; **55**(9): 1081-1088.
14) Zhang L, et al. Preoperative evaluation of the cervical spondylotic myelopathy with flexion-extension magnetic resonance imaging: about a prospective study of fifty patients. Spine (Phila Pa 1976) 2011; **36**(17): E1134-E1139.
15) Guan X, et al. Diffusion tensor imaging studies of cervical spondylotic myelopathy: a systemic review and meta-analysis. PLoS One 2015; **10**(2): e0117707.
16) Rindler RS, et al. Spinal diffusion tensor imaging in evaluation of preoperative and postoperative severity of cervical spondylotic myelopathy: systematic review of literature. World Neurosurg. 2017; **99**: 150-158.
17) Wen CY, et al. Diffusion tensor imaging of somatosensory tract in cervical spondylotic myelopathy and its link with electrophysiological evaluation. Spine J 2014; **14**(8): 1493-1500.

18）Wang L, et al. Sensorimotor cortex atrophy in patients with cervical spondylotic myelopathy. Neuroreport 2018; **29**(10): 826-832.

19）Duggal N, et al. Brain reorganization in patients with spinal cord compression evaluated using fMRI. Neurology 2010; **74**(13): 1048-1054.

20）Zhou F, et al. Increased low-frequency oscillation amplitude of sensorimotor cortex associated with the severity of structural impairment in cervical myelopathy. PLoS One 2014; **9**(8): e104442.

21）Chen Z, et al. Visual cortex neural activity alteration in cervical spondylotic myelopathy patients: a resting-state fMRI study. Neuroradiology 2018; **60**(9): 921-932.

Background Question 10

電気生理学的検査は頚椎症性脊髄症の補助診断として有用か

要約

● 電気生理学的検査は頚椎症性脊髄症（CSM）の機能的評価が可能であり，補助診断法として有用である．また，CSM の病態の解析や重症度の評価としても有用であり，予後予測の診断ツールとしての応用の可能性もある．

○解説○

1. 診断における電気生理学的検査の意義・有用性

　1966 年から 2015 年 4 月までに報告された頚椎症性脊髄症（CSM）の電気生理学的研究のレビューでは，MRI などの画像診断は CSM の診断に有用であるが，形態学的な評価は機能的な評価と一致した場合にはじめて正しい診断が可能となり，機能的評価としての電気生理学的検査の重要な役割が明らかとなったと報告している[1]．体性感覚誘発電位（SEPs）と運動誘発電位（MEPs）の記録は脊髄障害のレベル，重症度の評価のうえで神経学的診察所見，画像所見の補助診断として有用であると報告している[1]．

　圧迫性頚髄症 75 例の障害高位診断における中枢運動伝導時間（CMCT）の診断特性について検討した研究（健常コントロール 21 例）では，上肢（小指外転筋：ADM）と下肢（母趾外転筋：AH）の CMCT を測定し，健常コントロール群と比較し，障害高位の診断能を検討した結果，ADM-CMCT は C5/6 より中枢レベルの頚髄症の診断には有用であるが，C6/7 レベルの障害症例の診断感度は低く，頚髄症の診断には AH-CMCT の検査による評価も含める必要があると報告されている[2]．

2. 電気生理検査の病態解析への応用

　CSM 患者 33 例の術前の CMCT と MRI における圧迫脊髄形態との関連について検討した研究では，CSM 患者での障害部位の脊髄扁平化率，前後径は術前 CMCT と有意な相関関係を認め，CSM 患者の障害高位の脊髄圧迫形態の計測は皮質脊髄路障害の評価として有用である可能性があると報告されている[3]．

　また，C3/4 レベルの単一椎間障害と診断した CSM 30 例の索路障害の進展様式を検討した研究では，術中に正中神経刺激（MN-SCEPs），経頭蓋電気刺激（TES-SCEPs），脊髄刺激（spinal-SCEPs）の 3 種類の脊髄誘発電位（SCEPs）を測定し，それぞれの障害頻度と神経学的所見，重症度との関連を調査し，索路障害の進展様式を検討した結果，楔状束は皮質脊髄路よりも早く障害を受けやすいことが明らかとなり，CSM の初期症状である手指のしびれの原因は楔状束の障害の関与が示唆されたと報告されている[4]．

　ただし，いずれの報告も症例数が少なく，今後のさらなる研究が必要である．

3. 電気生理学的検査の予後予測への応用

　CSM 患者 35 例について術前 SEP における trial-to-trial variability 測定の，CSM 術後の予後予測因子としての有用性について前向きに検討した研究では，trial-to-trial latency variability と術後 6 ヵ月の JOA 改善率は有意な相関関係（$r = -0.82$, $p < 0.01$）を認めたとしている．また，JOA 改善率の閾値を 40% と設定した場合の trial-to-trial SEP（9.25%）は averaged SEP に比較してより正確な予

後予測が可能で（AUC ＝0.928，p ＜0.001），その感度も averaged SEP（43.8％）に比較して有意に高かった（93.8％）とし，trial-to-trial SEP の latency variability は CSM 術後の予後予測に有用であることが示唆されたと報告している[5]．この研究は前向き研究であるが症例数が少なく，コントロールもないため，今後のさらなるエビデンスの蓄積が必要である．

　CSM 患者 94 例について，術前の上肢 CMCT（UL-CMCT）が下肢 CMCT（LL-CMCT）よりも相対的に遷延しているタイプと，下肢 CMCT が相対的に遷延しているタイプの病態について検討した研究（健常者コントロール 53 例）では，LL-CMCT から UL-CMCT を引いた胸椎部 CMCT（TL-CMCT）の延長を認める群は臨床的に重症なタイプであり，灰白質，皮質脊髄路，後索のすべての索路の障害を高率に認め，術後成績も有意に不良であると報告されている[6]．

文献

1) Nardone R, et al. The contribution of neurophysiology in the diagnosis and management of cervical spondylotic myelopathy: a review. Spinal Cord 2016; **54**(10): 756-766.
2) Funaba M, et al. Transcranial magnetic stimulation in the diagnosis of cervical compressive myelopathy: comparison with spinal cord evoked potentials. Spine (Phila Pa 1976) 2015; **40**(3): E161-E167.
3) Rikita T, et al. The relationship between central motor conduction time and spinal cord compression in patients with cervical spondylotic myelopathy. Spinal Cord 2017; **55**(4): 419-426.
4) Imajo Y, et al. Relative vulnerability of various spinal tracts in C3-4 cervical spondylotic myelopathy: multimodal spinal cord evoked potentials. Spinal Cord 2011; **49**(11): 1128-1133
5) Cui H, et al. Trial-to-trial latency variability of somatosensory evoked potentials as a prognostic indicator for surgical management of cervical spondylotic myelopathy. J Neuroeng Rehabil 2015; **12**: 49.
6) Fujimoto K, et al. Use of central motor conduction time and spinal cord evoked potentials in the electrophysiological assessment of compressive cervical myelopathy. Spine (Phila Pa 1976) 2017; **42**(12): 895-902.

第4章　治療

頚椎症性脊髄症に対する治療法は何か

要約

● 主に軽症例に対して保存療法が選択されるが，治療成績に関して十分なエビデンスがないのが現状である．一般に保存療法が奏効しない進行性の脊髄症は手術適応と考えられる．手術方法は主に前方法（前方除圧固定術），後方法（椎弓形成術，椎弓切除術，後方除圧固定術）がある．それぞれの方法に短所，長所があるが，本邦では椎弓形成術が開発され発展してきた歴史もあり，後方法が多く行われている．

○ 解説 ○

　頚椎症性脊髄症に対する保存療法は主に軽症例に対して行われる．これまで頚部の安静を目的とした装具療法（カラーによる頚部外固定）[1,2]や頚椎牽引療法[3]，頚部姿位に関する日常生活指導などが行われてきている．また，薬物療法としては消炎鎮痛薬，ビタミン B_{12}，筋弛緩薬，抗不安薬，プロスタグランジン製剤[4]，ステロイドなどが用いられてきている．これら保存療法に対するエビデンスレベルの高い研究は限られており，詳細は別項にて述べる（CQ 1 参照）．また，各種の代替医療も頚椎症性脊髄症に対して行われているものの，有効性に関する検証は十分になされていない．代替医療に伴う合併症の実態も明確にはされていないが，カイロプラクティックで行われるような頚椎のマニュピレーションによって神経障害が発生した報告もある[5]．

　一般に保存療法が奏効しない進行性の脊髄症は手術適応と考えられる．これまで頚椎症性脊髄症に対する手術療法は神経機能改善，QOL 改善に有効であることが報告されている[6]．32編の論文のシステマティックレビューでは，短期，中期，長期の経過観察いずれにおいても手術により神経機能，QOL，痛みが改善されたと報告されている[7]．高齢者では手術療法による神経機能改善が若年者に比べて劣るという報告があるものの[8,9]，一方で80歳以上の患者でも手術により40％近いJOA スコアの改善が認められるという報告もあり[10]，高齢者においても全身状態などの状況が許せば手術療法が検討される．また，手術療法でより機能回復が期待できるのは，軽度の脊髄症，非喫煙者，重度の合併症がない症例，歩行障害がない症例，罹患期間が短い症例と報告されている[11]．

　頚椎症性脊髄症の発症因子として圧迫因子（静的因子）と動的因子の関与が着目されており，これに付随する脊髄内血行障害，細胞障害などが関与していると考えられている．したがって手術療法においても，圧迫因子と動的因子の除去が重要となる．各種手術療法の詳細については後述するが（BQ 13，BQ 14 参照），手術方法は前方法，後方法に大別される．前方法は前方からの圧迫因子を取り除き固定を行うことで動的因子を制御し神経症状の改善を図る．後方法で代表的な椎弓形成術は，後方から脊柱管を拡大させて脊髄の間接除圧を行うものである．前方法と後方法の選択にはいまだ議論があり詳細は後述する（CQ 2 参照）．本邦では発育性の脊柱管狭窄が多く，また椎弓形成術が本邦で開発され，発展してきた歴史もあり，前方法（5.7％）に比べて後方法（94.2％）がより多

く行われている[12]．これまで服部法[13]，平林法[14]，黒川法（棘突起縦割式）[15] など様々な椎弓形成術が報告されてきた．最近は術後の軸性疼痛軽減を目的として白石法[16] に代表される項部筋温存手術や，C2，C7 棘突起に付着する筋群の温存手術が行われている[17, 18]．また，不安定性やアライメント不良などがある症例に対しては，後方除圧に固定を追加することもある[19]．後方除圧単独と後方除圧固定術のどちらの方法で良好な成績が得られるかについては一定の見解が得られておらず，本ガイドラインにて過去の報告をレビューし，メタアナリシスを行う（CQ 3 参照）．

文献

1) Matsumoto M, et al. Increased signal intensity of the spinal cord on magnetic resonance images in cervical compressive myelopathy. Does it predict the outcome of conservative treatment?. Spine 2000; **25**(6): 677-682.
2) 松本守雄ほか．頚髄症保存療法例における MRI 所見と治療成績との関連．臨整外 1999; **34**(4): 537-542.
3) Nakamura K, et al. Conservative treatment for cervical spondylotic myelopathy: achievement and sustainability of a level of "no disability". J Spinal Disord 1998; **11**(2): 175-179.
4) Sugawara T, et al. Limaprost alfadex improves myelopathy symptoms in patients with cervical spinal canal stenosis. Spine (Phila Pa 1976) 2009; **34**(6): 551-555.
5) 古川哲雄．カイロプラクティックによる神経障害．神経内科 2008; **68**(1): 60-66.
6) Fehlings MG, et al. A global perspective on the outcomes of surgical decompression in patients with cervical spondylotic myelopathy: results from the prospective multicenter AOSpine international study on 479 patients. Spine (Phila Pa 1976) 2015; **40**(17): 1322-1328.
7) Fehlings MG, et al. Change in functional impairment, disability, and quality of life following operative treatment for degenerative cervical myelopathy: a systematic review and meta-analysis. Global Spine J 2017; **7**(3 Suppl): 53S-69S.
8) Nakashima H, et al. Does age affect surgical outcomes in patients with degenerative cervical myelopathy? Results from the prospective multicenter AO Spine International study on 479 patients. J Neurol Neurosurg Psychiatry 2016; **87**(7): 734-740.
9) Yoshida G, et al. The effects of surgery on locomotion in elderly patients with cervical spondylotic myelopathy. Eur Spine J 2013; **22**(11): 2545-2551.
10) Nagashima H, et al. Clinical features and surgical outcomes of cervical spondylotic myelopathy in patients aged 80 years or older: a multi-center retrospective study. Eur Spine J 2011; **20**(2): 240-246.
11) Tetreault L, et al. A clinical prediction rule for functional outcomes in patients undergoing surgery for degenerative cervical myelopathy analysis of an international prospective multicenter data set of 757 subjects. J Bone Joint Surg Am 2015; **97**(24): 2038-2046.
12) Imajo Y, et al. Surgical and general complications in 2,961 Japanese patients with cervical spondylotic myelopathy: Comparison of different age groups. Spine Surg Relat Res 2017; **1**(1): 7-13.
13) 小山正信ほか．頚椎々弓切除術の一新術式の試み．中部整災誌 1973; **16**(3): 792-794.
14) 平林 洌．頚髄症に対する後方除圧法としての片開き式頚部脊柱管拡大術について．手術 1978; **32**(11): 1159-1163.
15) 黒川高秀．棘突起縦割法頚椎脊柱管拡大術．別冊整形外 1982; **2**: 234-240.
16) Shiraishi T, et al. New techniques for exposure of posterior cervical spine through intermuscular planes and their surgical application. Spine (Phila Pa 1976) 2012; **37**(5): E286-E296.
17) Kato M, et al. Effect of preserving paraspinal muscles on postoperative axial pain in the selective cervical laminoplasty. Spine (Phila Pa 1976) 2008; **33**(14): E455-E459.（検索条件外）
18) Takeuchi T, et al. Importance of preserving the C7 spinous process and attached nuchal ligament in French-door laminoplasty to reduce postoperative axial symptoms. Eur Spine J 2007; **16**(9): 1417-1422.（検索条件外）
19) Lee CH, et al. Laminoplasty versus laminectomy and fusion for multilevel cervical myelopathy: a meta-analysis of clinical and radiological outcomes. J Neurosurg Spine 2015; **22**(6): 589-595.

Background Question 12

頚椎症性脊髄症に対する手術療法における予後予測因子は何か

要約

●頚椎症性脊髄症の手術療法における予後因子として代表的なものに年齢，術前重症度，罹病期間，術前 MRI T1 および T2 強調画像の信号変化があげられる．

○解説○

術後の予後予測については数多くの報告がなされている（表 1）[1～62]．

以下，代表的な予後不良因子につき概説する．

表 1　頚椎症性脊髄症の手術成績に影響を与える因子

	関連因子	文献
患者要因	年齢（高齢）	1 ～ 6)
	内科合併症全般	7, 8)
	呼吸循環障害	2, 9)
	慢性腎障害	10)
	糖尿病	8, 11, 12)
	喫煙	3, 5 ～ 7)
神経症状，画像要因	術前重症度（重症）	1, 3 ～ 7, 12 ～ 23)
	罹病期間（長）	1, 3, 5 ～ 7, 12, 13, 19, 20, 24 ～ 30)
	術前脊髄横断面積（小）	5, 12, 31 ～ 35)
	脊柱管前後径（小）	15, 36)
	術前可動域（大）	16)
	すべり（大）	37, 38)
	アライメント（後弯）	39, 40)
	MRI T2 髄内信号変化（高信号）	14, 40 ～ 48)
	MRI T2 多椎間にわたる髄内信号変化	34, 43 ～ 46, 49 ～ 51)
	MRI T1 髄内信号変化（低信号）	41, 43, 47, 52 ～ 54)
	MRI 術前後における髄内信号変化	43, 55 ～ 57)
	造影 MRI（造影効果あり）	56, 58)
	術後の脊髄の圧迫解除なし	59, 60)
手術要因	後方手術	61)
	除圧術	61)
	長時間手術	8)
	拡大椎弓の再狭窄	62)
	再固定術	9)

関連因子の（　）内は予後不良因子，リスク因子

1. 年齢

　高齢者においても改善率に差はなかったとする報告もある[63]ものの，高齢を予後不良因子とする報告は数多く存在する[1~6]．高齢者の特徴として，発症から手術までの期間が短い，手術となる時点でのJOAスコアが低いことがあげられる．高齢者では歩行障害が術後も遺残する傾向にある[64]．高齢者の術後JOAスコアや改善率は非高齢者と比べ劣るものの，JOAスコアの獲得点数は高齢者・非高齢者の2群間で差を認めなかった[65,66]．

2. 術前重症度，罹病期間

　重症度と手術成績の関連[1,3,5~7,12~23]，罹病期間と手術成績の関連[1,3,5~7,12,13,19,20,24~30]が多くの論文で指摘されており，重症度と罹病期間は予後と相関する可能性が高い．高齢者においては重症度と罹病期間の両者が予後と有意に相関していたのに対し，非高齢者においては，重症度は相関したが罹病期間は相関しなかったとの報告がある[17]．

3. 画像所見（脊柱管前後径）

　脊柱管前後径が予後予測因子としてあげられている[15,37]．一方，椎弓形成術において発育性脊柱管狭窄の有無は術後成績に影響を及ぼさないという報告がある[67]．また，前方法の手術成績を発育性脊柱管狭窄の有無で検討したところ，発育性脊柱管狭窄を認める群において隣接椎間の変性が多かったが，追加手術が必要な隣接椎間障害を増加させる要因とまではいえなかった[68]．

4. 画像所見（すべり）

　動態撮影におけるすべりと手術成績が検証された．頚椎前屈位における3mm以上の前方すべりは椎弓形成術術後成績不良因子とされた[37]．反対に3mmを超える後方すべりを有する群は，前方すべりを有する群やすべりのない群に比べて手術成績が不良であるとする報告もある[38]．

5. 画像所見（アライメント）

　術前の頚椎アライメントについて，前弯型は直線型・後弯型に比べ椎弓形成術における改善率は有意に良好とされる[39]．12°の後弯までは成績に影響がないとする報告[18]と，13°以上の局所後弯例では椎弓形成術施行例の成績は不良であったとの報告がある[40]．T1スロープは頚部痛以外の術後の身体機能に影響しないとの報告がある[69]．非前弯例に対する椎弓形成術の成績も比較的良好であったことから，矢状面アライメントは術式決定の絶対的唯一の因子ではないとされる[70]．術前の頚椎アライメントやバランスと手術成績との関係に関する報告は少なく，今後のさらなる研究が期待される．

6. 画像所見（脊髄横断面積）

　脊髄横断面積の評価によって予後がある程度予測できる可能性がある[5,12,32~35]．多くの研究は健常高位と最大圧迫高位の脊髄面積比により検討が行われている．システマティックレビューでは，MRI上の狭窄所見は機能予後と関連しているかどうかは明らかでないと結論づけている[41]．MRI最狭窄部横断面における横径に対する前後径の比の検討では，15%以上の群では改善がよく，10%以下の群で不良であった[69]．脊髄径は個人差があることから，今後，規模の大きな比較研究が望まれる．

Evid Based Spine Care J 2012; **3**(3): 35-42.

37）Oichi T, et al. Cervical anterolisthesis: a predictor of poor neurological outcomes in cervical spondylotic myelopathy patients after cervical laminoplasty. Spine (Phila Pa 1976) 2016; **41**(8): E467-E473.

38）Sakai Y, et al. Postoperative instability after laminoplasty for cervical myelopathy with spondylolisthesis. J Spinal Disord Tech 2005; **18**(1): 1-5.

39）本城康臣. 頚髄症の術後シネ MRI. 中部整災誌 1995; **38**(4): 843-851.

40）Suda K, et al. Local kyphosis reduces surgical outcomes of expansive open-door laminoplasty for cervical spondylotic myelopathy. Spine (Phila Pa 1976) 2003; **28**(12): 1258-1262.

41）Mummaneni PV, et al. Preoperative patient selection with magnetic resonance imaging, computed tomography, and electroencephalography: does the test predict outcome after cervical surgery?. J Neurosurg Spine 2009; **11**(2): 119-129.

42）Li F, et al. A meta-analysis showing that high signal intensity on T2-weighted MRI is associated with poor prognosis for patients with cervical spondylotic myelopathy. J Clin Neurosci 2011; **18**(12): 1592-1595.

43）Chen H, et al. The value of preoperative magnetic resonance imaging in predicting postoperative recovery in patients with cervical spondylosis myelopathy: a meta-analysis. Clinics (Sao Paulo) 2016; **71**(3): 179-184.

44）Tetreault LA, et al. Systematic review of magnetic resonance imaging characteristics that affect treatment decision making and predict clinical outcome in patients with cervical spondylotic myelopathy. Spine (Phila Pa 1976) 2013; **38**(22 Suppl 1): S89-S110.

45）Chatley A, et al. Effect of spinal cord signal intensity changes on clinical outcome after surgery for cervical spondylotic myelopathy. J Neurosurg Spine 2009; **11**(5): 562-567.

46）Nouri A, et al. The Relationship Between MRI signal intensity changes, clinical presentation, and surgical outcome in degenerative cervical myelopathy: analysis of a global cohort. Spine (Phila Pa 1976) 2017; **42**(24): 1851-1858.

47）Avadhani A, et al. Comparison of prognostic value of different MRI classifications of signal intensity change in cervical spondylotic myelopathy. Spine J 2010; **10**(6): 475-485.

48）Chen CJ, et al. Intramedullary high signal intensity on T2-weighted MR images in cervical spondylotic myelopathy: prediction of prognosis with type of intensity. Radiology 2001; **221**(3): 789-794.

49）Fernandez de Rota JJ, et al. Cervical spondylotic myelopathy due to chronic compression: the role of signal intensity changes in magnetic resonance images. J Neurosurg Spine 2007; **6**(1): 17-22.

50）Mastronardi L, et al. Prognostic relevance of the postoperative evolution of intramedullary spinal cord changes in signal intensity on magnetic resonance imaging after anterior decompression for cervical spondylotic myelopathy. J Neurosurg Spine 2007; **7**(6): 615-622.

51）Papadopoulos CA, et al. Surgical decompression for cervical spondylotic myelopathy: correlation between operative outcomes and MRI of the spinal cord. Orthopedics 2004; **27**(10): 1087-1091.

52）Salem HM, et al. Cervical spondylotic myelopathy: the prediction of outcome following surgical intervention in 93 patients using T1- and T2-weighted MRI scans. Eur Spine J 2015; **24**(12): 2930-2935.

53）樫原 稔. 頚髄症における MRI 髄内輝度変化と臨床成績の関係. 中四整外会誌 2009; **21**(1): 161-165.

54）中嶋秀明ほか. 圧迫性頚髄症における 3D-MRI/18F-FDG PET fusion imaging を用いた髄内輝度変化部位の脊髄グルコース代謝量の定量的解析. 中部整災誌 2013; **56**(4): 913-914.

55）Epstein NE. High cord signals on magnetic resonance and other factors predict poor outcomes of cervical spine surgery: A review. Surg Neurol Int 2018; **9**: 13.

56）Cho YE, et al. The relevance of intramedullary high signal intensity and gadolinium (Gd-DTPA) enhancement to the clinical outcome in cervical compressive myelopathy. Eur Spine J 2011; **20**(12): 2267-2274.

57）Kato S, et al. Postoperative resolution of magnetic resonance imaging signal intensity changes and the associated impact on outcomes in degenerative cervical myelopathy: analysis of a global cohort of patients. Spine (Phila Pa 1976) 2018; **43**(12): 824-831.

58）Ozawa H, et al. Clinical significance of intramedullary Gd-DTPA enhancement in cervical myelopathy. Spinal Cord 2010; **48**(5): 415-422.

59）Harada A, et al. Postoperative changes in the spinal cord in cervical myelopathy demonstrated by magnetic resonance imaging. Spine 1992; **17**(11): 1275-1280.

60）川上 守ほか. 頚椎症性脊髄症に対する後方支持組織温存脊柱管拡大術の成績—頚椎後彎ならびに術後脊髄後彎の影響. 臨整外 2001; **36**(4): 417-422.

61）King JT Jr, et al. Cervical spine reoperation rates and hospital resource utilization after initial surgery for degenerative cervical spine disease in 12,338 patients in Washington State. Neurosurgery 2009; **65**(6): 1011-1022; discussion 1022-1023.

62）Matsumoto M, et al. Impact of lamina closure on long-term outcomes of open-door laminoplasty in patients with cervical myelopathy: minimum 5-year follow-up study. Spine (Phila Pa 1976) 2012; **37**(15): 1288-1291.

63）Nagashima H, et al. Clinical features and surgical outcomes of cervical spondylotic myelopathy in patients aged 80 years or older: a multi-center retrospective study. Eur Spine J 2011; **20**(2): 240-246.

64）Machino M, et al. The Feature of clinical and radiographic outcomes in elderly patients with cervical spondylotic myelopathy: a prospective cohort study on 1025 patients. Spine (Phila Pa 1976) 2018; **43**(12): 817-823.

65）Notani N, et al. Surgical outcomes of laminoplasty for cervical spondylotic myelopathy in very elderly patients (older than 80 years): Time from symptom onset to surgery and changes in spinal cord signal intensity on MRI. Clin Neurol Neurosurg 2017; **160**: 78-82.

66）Machino M, et al. Surgical treatment assessment of cervical laminoplasty using quantitative performance evaluation in elderly patients: a prospective comparative study in 505 patients with cervical spondylotic myelopathy. Spine (Phila Pa 1976) 2016; **41**(9): 757-763.

67）Shigematsu H, et al. Does developmental canal stenosis influence surgical results of bilateral open-door laminoplasty for cervical spondylotic myelopathy?. J Neurosurg Spine 2008; **9**(4): 358-362.

68）Zhang JT, et al. Relationship between developmental canal stenosis and surgical results of anterior decompression and fusion in patients with cervical spondylotic myelopathy. BMC Musculoskelet Disord 2015; **16**: 267.

69）Cho JH, et al. Does preoperative T1 slope affect radiological and functional outcomes after cervical laminoplasty?. Spine (Phila Pa 1976) 2014; **39**(26): E1575-E1581.

70）Kim SW, et al. Is cervical lordosis relevant in laminoplasty?. Spine J 2013; **13**(8): 914-921.

71）Bucciero A, et al. Cord diameters and their significance in prognostication and decisions about management of cervical spondylotic myelopathy. J Neurosurg Sci 1993; **37**(4): 223-228.

72）Nouri A, et al. Does magnetic resonance imaging improve the predictive performance of a validated clinical prediction rule developed to evaluate surgical outcome in patients with degenerative cervical myelopathy?. Spine (Phila Pa 1976) 2015; **40**(14): 1092-1100.

73）安井敬三ほか．頚椎症性脊髄症，後縦靱帯骨化症における MR T2 強調像髄内高信号―follow-up 成績からみた臨床的意義．脊椎脊髄ジャーナル 1997; **10**(3): 231-237.

74）Chung SS, et al. Factors affecting the surgical results of expansive laminoplasty for cervical spondylotic myelopathy. Int Orthop 2002; **26**(6): 334-338.

75）Bucciero A, et al. MR signal enhancement in cervical spondylotic myelopathy. Correlation with surgical results in 35 cases. J Neurosurg Sci 1993; **37**(4): 217-222.

76）Morio Y, et al. Does increased signal intensity of the spinal cord on MR images due to cervical myelopathy predict prognosis?. Arch Orthop Trauma Surg 1994; **113**(5): 254-259.

Background Question 13

各種前方法の特徴と成績は明らかか

要約

● 頚椎前方除圧固定術は，脊髄への圧迫要素を前方から除圧し固定する方法で，神経症状改善に優れ，頚椎に対する手術治療として広く用いられている．特に圧迫要素が前方にある症例，アライメント後弯例，罹患椎間数が比較的少ない症例に適しており，椎体間を除圧固定する anterior cervical discectomy and fusion（ACDF），椎体を亜全摘（corpectomy）して除圧固定を行う anterior cervical corpectomy and fusion（ACCF），ACDF と ACCF を組み合わせた hybrid 法が主に行われている．近年は，プレート，ケージなど様々な前方インストゥルメンテーションが開発されている．

○ 解説 ○

　頚椎前方除圧固定術は，脊髄への前方圧迫要素を直接除圧でき，さらに，障害脊髄高位に固定を加えることにより脊髄を保護できる．これまで良好な神経症状の改善が報告されており（JOA スコア改善率 49.4 〜 72.9％）[1〜7]，頚椎変性疾患に対する手術治療として広く用いられている．反面，手術の難度が高く，移植骨の沈下，脱転，隣接椎間障害などの問題点を有する．近年は，プレート，ケージなどの前方インストゥルメンテーションの進歩が著しい．本項では各種前方手術法について概説する．

1. 前方除圧固定術

　1950 年代に Robinson，Smith ら[8]，Cloward ら[9] によって前方から椎間板を摘出し骨移植を行う頚椎前方除圧固定術（anterior cervical discectomy and fusion：ACDF）が報告された．以後，60 年以上にわたって頚椎に対する標準的な手術治療として行われており，主たる圧迫要素が前方にある症例，アライメント後弯例，罹患椎間数が比較的少ない症例に適するとされている[10]．その後，Boni，Denaro らによって椎間板だけでなく，椎体を（側壁を残して）亜全摘（corpectomy）して除圧固定を行う anterior cervical corpectomy and fusion（ACCF）が報告された[11]．特に圧迫病変が椎体レベルにも存在する症例においては有用な方法となる．一方で長範囲の椎体亜全摘は移植骨，プレートの脱転など再建のトラブルが生じやすく[12]，近年では必要な高位だけ corpectomy を行い，discectomy と組み合わせて長範囲の除圧固定を行う hybrid 法[13] も報告されている．また，斜方向のアプローチで除圧を行い，固定術を加えない術式も報告されている[14,15]．

2. 各種前方固定術の比較

　発育性脊柱管狭窄がない 2 椎間病変に対する ACCF と 2 椎間 ACDF の比較（両者とも骨移植＋プレート固定併用）では，脊髄症の改善には差がないが，手術時間，出血量，術後のアライメントの保持に関して 2 椎間 ACDF のほうが優れているという報告がある[16]．多椎間頚椎症性脊髄症（CSM）に対して ACCF と ACDF を比較したメタアナリシスでは，術後の神経症状に関して ACDF の術後 JOA スコア 11.4〜15.3 点，ACCF の術後 JOA スコア 13〜14.9 点と差がなく，骨癒合率に関しても ACDF 88.0〜100％，ACCF 93.3〜100％と明らかな差はなかった．一方で前弯の保持，出血量，手術時間，合併症に関して ACDF が優れていたと報告されている[17]．

hybrid 法と ACDF を比較したメタアナリシスでは，合併症発生率は ACDF 15.6％，hybrid 法 21.5％と hybrid 法で多かったが，骨癒合率，移植骨沈下，術後アライメントに差はなかったと報告されている[18]．また，hybrid 法と ACCF を比較したメタアナリシスでは，神経症状に関して hybrid 法の術後 JOA スコアは 13.1〜15.5 点，ACCF の術後 JOA スコアは 13.0〜15.7 点と差がなかった．一方で，出血量，骨癒合率，合併症発生率に関して hybrid 法で有利であったと報告している[19]．

ACDF，ACCF，hybrid 法を調査したシステマティックレビューでは，どの方法も多椎間 CSM の治療に有用であるが，ACDF がほかの方法に比べて術後の NDI や VAS スコアが優れており，椎体レベルの圧迫病変がほとんどない場合は ACDF が有効と報告されている．また，椎体レベルに圧迫病変が存在する場合は，hybrid 法は多椎体の ACCF より術後のアライメント，NDI に関して優れていたと述べている[20]．

3. 前方固定術の移植材料

従来，自家骨（腸骨，腓骨）が移植材料として使用されてきたが[21]，採骨部に伴う合併症が問題となる[22]．諸外国では同種骨移植が広く用いられてきたが[23]，本邦では一般的ではなく，近年では polyetheretherketone（PEEK），チタン製ケージ[24]や，人工骨の使用などが報告されている[25,26]．本邦では認可されていないが，骨癒合促進を目的として椎体間に bone morphogenetic protein（BMP）を使用した報告もある[27]．ただし，近年 BMP 使用に伴う副作用に警鐘を鳴らす報告もあり[28]，今後効果や安全性に関して検証が必要である．

4. 前方プレート固定

初期の前方固定術では移植骨は stand-alone で使用されていたが，移植早期の安定性向上のため 1970〜1980 年代より外傷例を中心として前方プレートが使用されるようになった[29,30]．以前のプレートは脱転など再建トラブルも多かったが[31]，その後改良され，semi-constrained タイプが使用されるようになり stress shielding は減少し，implant failure も起こりにくくなった[32]．さらに強固な初期安定性を得られる方法として前方椎弓根スクリュー固定も報告されている[33〜35]．一方で椎体前面にプレートを設置することに関連して気道閉塞や遅発性食道損傷の報告もあり[36〜38]，プレート使用の是非には議論がある．近年ではアンカー付き stand-alone ケージも使用可能となり，固定材料として新たな選択肢となっている[39]．

5. 合併症

頸椎前方手術に伴う合併症は特に前方アプローチに関連するものが特徴的で，急性期の上気道障害，血腫などは時として重篤な換気障害を引き起こす[40,41]．また，反回神経障害，上喉頭神経障害やそれらに伴う嚥下障害や嗄声も頻度は高い[42,43]．まれなものとして食道損傷[44]や椎骨動脈損傷[45]がある．C5 麻痺は椎弓形成術など後方法での報告が多いが，前方法でも 4.3％程度起こりうる[46]．その他，前述のインプラント沈下・脱転や偽関節，隣接椎間障害などの合併症がある[40]．術後の固定椎間高が軸性疼痛に関与するという報告もある[47]．最近のレビューでは，ACDF の代表的な合併症の発生頻度として，術直後の嚥下障害（1.7〜67％），反回神経障害（急性 0.9〜8.3％，慢性 2.5％），術後血腫（1.5〜5.6％），食道損傷（0.3〜0.9％），脳脊髄液漏（0.2〜1.7％），脊髄症悪化（0.2〜3.3％），神経根障害発生（1.3％），感染（0.1〜1.6％），偽関節（1 椎間 4.3％，2 椎間 24％，3 椎間以上 42〜56％）と報告されている[48]．

6．人工椎間板挿入術

　人工椎間板置換術は，従来広く行われてきた頚椎前方固定術後に起こりやすい隣接椎間障害[49,50]を防ぐ目的で開発された．人工椎間板置換術では，神経組織への圧迫を取り除く操作は従来どおりに行うが，椎間の固定はせずに人工椎間板を挿入し可動性を保持することで，固定術と比べて隣接椎間への負荷を軽減させ[51]，再発，再手術を減少させる報告がある[52]．欧州では主に 1990 年代から臨床使用が行われるようになり[53]，米国では 2007 年に頚椎人工椎間板が FDA に承認され，臨床使用が開始されている．本邦では 2017 年に承認され，臨床使用が可能となった．主な手術適応は椎間板の障害や神経根障害であるが[54]，罹患椎間の限られた CSM に対する有効性を示す報告もある[55,56]．ただし発育性の脊柱管狭窄の多い本邦においては，CSM に対する適応は限定的なものと考えられる．

文献

1) Wang B, et al. Segmental instability in cervical spondylotic myelopathy with severe disc degeneration. Spine (Phila Pa 1976) 2006; **31**(12): 1327-1331. （検索条件外）

2) Shibuya S, et al. Differences between subtotal corpectomy and laminoplasty for cervical spondylotic myelopathy. Spinal Cord 2010; **48**(3): 214-220.

3) Hirai T, et al. Middle-term results of a prospective comparative study of anterior decompression with fusion and posterior decompression with laminoplasty for the treatment of cervical spondylotic myelopathy. Spine (Phila Pa 1976) 2011; **36**(23): 1940-1947.

4) Liu T, et al. ACDF with the PCB cage-plate system versus laminoplasty for multilevel cervical spondylotic myelopathy. J Spinal Disord Tech 2011; **24**(4): 213-220.

5) Ren H, et al. Patterns of Neurological Recovery After Anterior Decompression With Fusion and Posterior Decompression With Laminoplasty for the Treatment of Multilevel Cervical Spondylotic Myelopathy. Clin Spine Surg 2017; **30**(8): E1104-E1110.

6) Chen Q, et al. Comparison of Outcomes Between Anterior Cervical Decompression and Fusion and Posterior Laminoplasty in the Treatment of 4-Level Cervical Spondylotic Myelopathy. World Neurosurg 2019; **125**: e341-e347. （検索条件外）

7) Zhang J, et al. Comparative Study Between Anterior Cervical Discectomy and Fusion with ROI-C Cage and Laminoplasty for Multilevel Cervical Spondylotic Myelopathy without Spinal Stenosis. World Neurosurg 2019; **121**: e917-e924. （検索条件外）

8) Robinson RA, et al. Anterolateral cervical disc removal and interbody fusion for cervical disc syndrome. Bull John Hopkins Hosp 1955; **96**: 223-224. （検索条件外）

9) Cloward RB. The anterior approach for removal of ruptured cervical disks. J Neurosurg 1958; **15**(6): 602-617. （検索条件外）

10) Witwer BP, et al. Cervical spondylosis: ventral or dorsal surgery. Neurosurgery 2007; **60**(1 Suppl 1): S130-S136. （検索条件外）

11) Boni M, et al. Multiple subtotal somatectomy. Technique and evaluation of a series of 39 cases. Spine 1984; **9**(4): 358-362. （検索条件外）

12) Sasso RC, et al. Early reconstruction failures after multilevel cervical corpectomy. Spine 2003; **28**(2): 140-142.

13) Ashkenazi E, et al. Anterior decompression combined with corpectomies and discectomies in the management of multilevel cervical myelopathy: a hybrid decompression and fixation technique. J Neurosurg Spine 2005; **3**(3): 205-209.

14) Chibbaro S, et al. Multilevel oblique corpectomy without fusion in managing cervical myelopathy: long-term outcome and stability evaluation in 268 patients. J Neurosurg Spine 2009; **10**(5): 458-465.

15) Kiris T, et al. Cervical spondylotic myelopathy treated by oblique corpectomy: a prospective study. Neurosurgery 2008; **62**(3): 674-682; discussion 674-682.

16) Oh MC, et al. Two-level anterior cervical discectomy versus one-level corpectomy in cervical spondylotic myelopathy. Spine (Phila Pa 1976) 2009; **34**(7): 692-696.

17) Xiao SW, et al. Anterior cervical discectomy versus corpectomy for multilevel cervical spondylotic myelopathy: a meta-analysis. Eur Spine J 2015; **24**(1): 31-39.

18) Zhao CM, et al. Anterior cervical discectomy and fusion versus hybrid surgery in multilevel cervical spondylotic myelopathy: A meta-analysis. Medicine (Baltimore) 2018; **97**(34): e11973.

19) Liu JM, et al. Hybrid decompression technique versus anterior cervical corpectomy and fusion for treating multilevel cervical spondylotic myelopathy: which one is better?. World neurosurgery 2015; **84**(6): 2022-2029.

20）Shamji MF, et al. Comparison of anterior surgical options for the treatment of multilevel cervical spondylotic myelopathy: a systematic review. Spine (Phila Pa 1976) 2013; **38**(22 Suppl 1): S195-S209.

21）Bishop RC, et al. Anterior cervical interbody fusion using autogeneic and allogeneic bone graft substrate: a prospective comparative analysis. J Neurosurg 1996; **85**(2): 206-210.（検索条件外）

22）Banwart JC, et al. Iliac crest bone graft harvest donor site morbidity. A statistical evaluation. Spine 1995; **20**(9): 1055-1060.（検索条件外）

23）Chau AM, et al. Bone graft substitutes in anterior cervical discectomy and fusion. Eur Spine J 2009; **18**(4): 449-464.（検索条件外）

24）Chen Y, et al. Comparison of titanium and polyetheretherketone (PEEK) cages in the surgical treatment of multilevel cervical spondylotic myelopathy: a prospective, randomized, control study with over 7-year follow-up. Eur Spine J 2013; **22**(7): 1539-1546.

25）Buser Z, et al. Synthetic bone graft versus autograft or allograft for spinal fusion: a systematic review. J Neurosurg Spine 2016; **25**(4): 509-516.（検索条件外）

26）Yoshii T, et al. Porous/dense composite hydroxyapatite for anterior cervical discectomy and fusion. Spine (Phila Pa 1976) 2013; **38**(10): 833-840.（検索条件外）

27）Boakye M, et al. Anterior cervical discectomy and fusion involving a polyetheretherketone spacer and bone morphogenetic protein. J Neurosurg Spine 2005; **2**(5): 521-525.（検索条件外）

28）Riederman BD, et al. Recombinant human bone morphogenetic protein-2 versus iliac crest bone graft in anterior cervical discectomy and fusion: Dysphagia and dysphonia rates in the early postoperative period with review of the literature. J Clin Neurosci 2017; **44**: 180-183.（検索条件外）

29）Orozco C, et al. Osteosíntesis en las lesiones traumáticas y degenerativas de la columna cervical. Revista Traumatol Cirug Rehabil. 1971; **1**: 45-72.（検索条件外）

30）Caspar W, et al. Anterior cervical fusion and Caspar plate stabilization for cervical trauma. Neurosurgery 1989; **25**(4): 491-502.（検索条件外）

31）Riew KD, et al. Complications of buttress plate stabilization of cervical corpectomy. Spine 1999; **24**(22): 2404-2410.

32）DuBois CM, et al. Static versus dynamic plating for multilevel anterior cervical discectomy and fusion. Spine J 2007; **7**(2): 188-193.（検索条件外）

33）Aramomi M, et al. Anterior pedicle screw fixation for multilevel cervical corpectomy and spinal fusion. Acta Neurochir (Wien) 2008; **150**(6): 575-582; discussion 582.（検索条件外）

34）Yukawa Y, et al. Anterior cervical pedicle　screw and plate fixation using fluoroscope-assisted pedicle axis view imaging: a preliminary report of a new cervical reconstruction technique. Eur Spine J. 2009; **18**(6): 911-916.

35）Ikenaga M, et al. Anterior　cervical reconstruction with pedicle screws after a 4-level corpectomy. Spine (Phila Pa 1976). 2012; **37**(15): E927-E930.

36）薄井勇紀ほか．3 椎間以上の頚椎前方除圧固定術の中期成績．整形外科 2005; **56**(4): 379-382.

37）宮本　真ほか．頚椎前方固定術後，気道狭窄をきたした 1 症例．日気管食道会報 2004; **55**(4): 330-333.

38）石井啓介ほか．頚椎前方固定術後に生じた遅発性食道穿孔の 1 例．中部整災誌 2009; **52**(5): 1103-1104.

39）Xiao S, et al. Zero-profile anchored cage reduces risk of postoperative dysphagia compared with cage with plate fixation after anterior cervical discectomy and fusion. Eur Spine J 2017; **26**(4): 975-984.（検索条件外）

40）Fountas KN, et al. Anterior cervical discectomy and fusion associated complications. Spine (Phila Pa 1976) 2007; **32**(21): 2310-2317.（検索条件外）

41）Soma Makoto, et al. Postoperative airway complications following anterior cervical decompression and fusion. J Spine Res 2012; **3**(2): 154-158.

42）Apfelbaum RI, et al. On the incidence, cause, and prevention of recurrent laryngeal nerve palsies during anterior cervical spine surgery. Spine 2000; **25**(22): 2906-2912.（検索条件外）

43）Fehlings MG, et al. Perioperative and delayed complications associated with the surgical treatment of cervical spondylotic myelopathy based on 302 patients from the AO Spine North America Cervical Spondylotic Myelopathy Study. J Neurosurg Spine 2012; **16**(5): 425-432.

44）Tew JM Jr, et al. Complications of surgery of the anterior cervical spine. Clin Neurosurg 1976; **23**: 424-434.（検索条件外）

45）Smith MD, et al. Vertebral artery injury during anterior decompression of the cervical spine. A retrospective review of ten patients. J Bone Joint Surg Br 1993; **75**(3): 410-415.（検索条件外）

46）Sakaura H, et al. C5 palsy after decompression surgery for cervical myelopathy: review of the literature. Spine 2003; **28**(21): 2447-2451.

47）Chang H, et al. The Relationship between Increased Intervertebral Disc Height and Development of Postoperative Axial Neck Pain after Anterior　Cervical Fusion. J Korean Neurosurg Soc. 2014; **55**(6): 343-347.（検索条件外）

48）Epstein NE. A Review of Complication Rates for Anterior Cervical Diskectomy and Fusion (ACDF). Surg

Neurol Int. 2019; **10**: 100.（検索条件外）

49）Hilibrand AS, et al. Radiculopathy and myelopathy at segments adjacent to the site of a previous anterior cervical arthrodesis. J Bone Joint Surg Am 1999; **81**(4): 519-528.（検索条件外）

50）Matsumoto M, et al. Anterior cervical decompression and fusion accelerates adjacent segment degeneration: comparison with asymptomatic volunteers in a ten-year magnetic resonance imaging follow-up study. Spine (Phila Pa 1976) 2010; **35**(1): 36-43.（検索条件外）

51）Dmitriev AE, et al. Adjacent level intradiscal pressure and segmental kinematics following a cervical total disc arthroplasty: an in vitro human cadaveric model. Spine (Phila Pa 1976) 2005; **30**(10): 1165-1172.（検索条件外）

52）Zhong ZM, et al. Reoperation after cervical disc arthroplasty versus anterior cervical discectomy and fusion: a meta-analysis. Clin Orthop Relat Res 2016; **474**(5): 1307-1316.

53）Cummins BH, et al. Surgical experience with an implanted artificial cervical joint. J Neurosurg 1998; **88**(6): 943-948.

54）田口敏彦ほか．頚椎人工椎間板置換術　適正使用基準（第 4 版）．脊髄外科 2018; **32**(2): 223-227.（検索条件外）

55）Buchowski JM, et al. Cervical disc arthroplasty compared with arthrodesis for the treatment of myelopathy. Surgical technique. J Bone Joint Surg Am 2009; **91**(Suppl 2): 223-232.

56）McConnell J, et al. Long-term outcomes of arthroplasty for cervical myelopathy versus radiculopathy, and arthroplasty versus arthrodesis for cervical myelopathy. Clin Neurosurg 2017; **64**(Supplement 1): 247.

Background Question 14

各種後方法の特徴と成績は明らかか

要約

● 頚椎症性脊髄症に対する椎弓形成術の治療成績は概ね良好である．軸性疼痛の低減化・C5 麻痺の予防を目的として様々な工夫が行われている．固定術を併用すべき症例の特徴や適応についてはいまだ明らかではない．

○ 解説 ○

1. 後方除圧術

a）椎弓形成術と椎弓切除術

頚椎症性脊髄症に対する手術として椎弓形成術は現在，本邦において最も一般的に施行されている術式である．海外では本邦と比較し椎弓切除術が広く施行されており，椎弓切除術と椎弓形成術を比較する報告が多く存在する[1~4]．2 つの術式は，総じて治療成績に大きな差はないことが示されているが，椎弓切除術は術後の後弯のリスクが指摘されている[2,3]．一方，椎弓形成術は手術手技に関連した合併症が椎弓切除よりも多いとした報告がある[1]．

b）椎弓形成術の治療成績

椎弓形成術の患者満足度は高く[5]，神経症状の改善率は 55～60％程度である[6]．520 例の症例集積研究では，椎弓形成術の手術成績は下肢運動機能と上肢感覚機能の改善がほかの項目に比べて低かったという特徴が示された[7]．椎弓形成術がほかの術式に比較し優れているというエビデンスはない[6]．椎弓形成術は前後合併手術よりも合併症発生率が低いとされる[8]．椎弓形成術の中期成績は比較的安定していると考えられる．長期成績をみた報告では，術後 5 年，10 年，20 年の改善率はそれぞれ 64.9％，61.6％，31.6％であった．20 年間の長期フォローアップにおいては，神経症状の改善率は低下を示した[9]．患者立脚型アウトカム評価（SF-36）を用いた研究では，術後 5 年以上経過した時点での評価では，すべての SF-36 尺度で 50 点以下となり国民標準値を下回った．また，頚部痛がある患者は SF-36 の各尺度が低いという結果であった．椎弓形成術の中期成績は安定しているものの，国民標準値までの回復は困難であることが示された[10]．椎弓形成術後患者では健常コントロール群に比し回旋可動域は小さくなった．回旋可動域の減少は術後の軸性疼痛に関係している可能性がある[11]．

多くの症例において，椎弓形成術後の矢状面アライメントは術前と変化なく，また可動域は保持されている[12]が，術後アライメント・バランスの悪化（後弯変形）を経験することもまれではない．T1 スロープは術後後弯変形を予期する予測因子とされている[13]．術後後弯変形の関連因子として，大きな C2-7 sagittal vertical axis（SVA），椎間関節の重度の変性があげられている[14]．また，腰椎過前弯で C7 SVA が小さな症例では後弯が進むとの報告がある[15]．C3 を手術範囲に含むことが後弯変形に関係するとされ[14]，椎弓形成術を C4 から開始することで術後の前弯減少が抑制された[16]．手術成績の予後予測因子や予後不良因子については，別項 BQ 12 を参照いただきたい．

c）棘突起縦割式椎弓形成術と片開き式椎弓形成術の比較

椎弓形成術の各種術式間における手術成績の検討が数多く報告されている．特に棘突起縦割式と片開き式椎弓形成術を比較する報告が多い[17~24]．片開き式が棘突起縦割式に勝るとする報告がある．片開き式は棘突起縦割式に比べ，脊柱管拡大率や合併症発生率の点で優っていた[21]．また，

神経症状の改善および C2-7 角・局所可動域を保持するという点において優っていた[22]．一方，2つの RCT は，手術成績・合併症の発生率は同じであるが，棘突起縦割法のほうが前弯保持，ROM 保持という点でよい[19]．片開き式と比べ棘突起縦割法は傍脊柱筋に対し低侵襲[20]であると報告している．両者の成績は同じとする報告も多い[17, 18, 23, 24]．1本のメタアナリシスは棘突起縦割式よりも片開き式において脊柱管拡大率が大きいことを示したが，どちらかが優れていることを証明する説得力のある証拠はないとした[17]．別のシステマティックレビューも両術式の優劣をつけることは困難と結論づけた[18]．

d）プレートを用いた椎弓形成術

拡大椎弓の再閉鎖，再狭窄の予防目的に椎弓スペーサーが用いられてきた．近年，従来の人工骨スペーサーや自家骨に代わって金属プレートを用いた椎弓形成術が報告されている[25～29]．プレートの使用は椎間関節への侵襲を減らし，軸性疼痛発生頻度を減少させ[27]，合併症の発生率の低下する[28]という報告がある．2つのメタアナリシスも，従来法と比べてプレートを使用したほうが手術成績および可動域や前弯角などの画像所見も良好で[25]合併症が少ない[25, 26]と，プレートを用いた椎弓形成術の有用性を述べている．しかしながら，その使用にあたっては医療コストについても検討すべきである．なお，プレートの設置について，すべての拡大椎弓に置いたものとひとつおきに置いたものを比較した際に，両者の成績や術後画像所見はほぼ同等であった．医療経済の観点からは，プレート設置はひとつおきで十分と考えられる[29]．

e）スーチャーアンカーを用いた椎弓形成術

スーチャーアンカーを用いた方法も報告されている．1998年の後縦靱帯骨化症12例に対する使用が最初の報告と思われる[30]．当時のアンカースクリューは径が大きく，また，深く挿入する必要があったが，最近の方法では小さなスクリューに改良され[31]，良好な成績である[32]．スーチャーアンカーとプレート固定を比較したメタアナリシスがある[25]．術後 JOA スコア，JOA スコア改善率，術後 VAS，軸性疼痛の項目ではプレート固定がスーチャーアンカーよりも優っていた．ただし手術時間，出血量はわずかな差ではあるもののスーチャーアンカー法が優っていた．

2．後方法の主な合併症

a）軸性疼痛

後方法術後に，軸性疼痛と呼ばれる頸部や肩周辺の疼痛が増強することがある．軸性疼痛の正確な頻度については明らかでない．椎弓形成術後に遺残する軸性疼痛は患者立脚型の術後成績や患者満足度に影響を及ぼす[33]．術後6ヵ月以上経過した棘突起縦割式椎弓形成術患者において軸性疼痛は15％で悪化，逆に21％で改善していた[34]．前方法と片開き式椎弓形成術を比較した報告では，椎弓形成術後に軸性疼痛を有する割合は前方法に比して高かった[35, 36]．単椎弓形成術および選択的椎弓形成術では，軸性疼痛の発生率が1.5％と極めて低かった[37]．C2あるいはC7棘突起温存手術で軸性疼痛が従来法より少なかった[38～40]．片開き式椎弓形成術において，拡大角度が40°以上となると軸性疼痛が悪化するとされる[41]．術後可動域制限が大きいことは軸性疼痛に関連する[42]．軸性疼痛の予防策として，術後早期の外固定除去，運動療法開始が有効であったとする報告がある[43]．システマティックレビューでは，術後軸性疼痛の予防には術後早期からの頸部可動域訓練，術後装具装着期間の短縮，手術展開範囲の縮小化，頸半棘筋の温存，伸筋群の温存が重要であるとしている[44]．

b）C5 麻痺

軸性疼痛と並び，頸椎手術特有の大きな問題として術後 C5 麻痺がある．主な発生メカニズムとして神経根障害説と脊髄障害説があるが，いまだ結論は出ていない[45]．メタアナリシスにおいて

C5麻痺発生率は頚椎手術の5.3％とされている．前方法は5.2％，後方法は5.8％と後方法が若干多い．また，固定術を併用した後方手術，男性で多かったとされる[46]．片開き式と棘突起縦割式の比較では片開き式椎弓形成術が9.6％，棘突起縦割式が1.4％と，片開き式が多いという報告がある[47]．C5麻痺発生のリスク因子として，術前から存在するC4/5間の椎間孔狭窄があげられている[48,49]．C5麻痺の予防策として術式や術中の工夫がいくつか提唱されている．除圧範囲を限定する選択的椎弓形成術ではC5麻痺の発生が少ない傾向にあった[37]．予防的椎間孔拡大術が術後C5麻痺の予防に有効との報告がある[50~52]．狭い除圧幅は手術成績を下げることなくC5麻痺発生率を低下することができた[53]．この工夫は手術侵襲の軽減にも寄与し，術中出血量は減少し，入院期間も短縮した[54]．しかしながら固定術併用後方除圧術による検討において，除圧幅はC5麻痺発生率と関係がなかったとする報告がある[55]．冷水による high speed burr の冷却がC5麻痺発生率を低下させたという報告がある[56]．

3. 手術侵襲低減化に対する取り組みと合併症予防策

　手術低侵襲化，軸性疼痛やC5麻痺の発症を減らすために様々な術式の工夫が行われてきた．椎弓形成術においては，主に術後軸性疼痛の軽減を目的としてC7棘突起・椎弓および付着筋を温存した術式[40]や，C6棘突起，付着筋温存[57]，C2棘突起付着頚半棘筋の温存[58,59]，C3椎弓切除・C4-6椎弓形成術[60]，伸筋群温存[61]や伸筋群再建[62]，除圧範囲をなるべく限局した術式[63,64]の有用性が報告されている．また，片開き式椎弓形成術において，狭めに hinge 側のガターを作製することによって軸性疼痛が軽減したとの報告がある[65]．

　Skip laminectomy は従来の椎弓切除術よりも術後の動きを許容するため，軸性疼痛を減らし，可動域制限を減らすことが可能であった[66]．Skip laminectomy と椎弓形成術を比較したシステマティックレビューがある[67]．Skip laminectomy は術前後の可動域変化，合併症率，手術侵襲（手術時間・出血量）の点で勝るものの，各論文の症例数を勘案すると，優越性があるとは判断できなかったと結論づけられている．ほかの低侵襲後方手術としてチューブ型レトラクターと顕微鏡を使用した工夫が報告されている[68]．また，内視鏡下の椎弓切除術が行われるようになった[69~71]．従来の椎弓形成術と比較し，改善率は有意差を認めなかったが，5年成績において内視鏡のほうが術後の軸性疼痛が少なく，頚椎前弯の改善がみられた[70]．

4. 固定術の併用

　近年，固定術を併用した術式の報告が海外からの論文を中心に増加している[72~83]．Cochrane からも固定術に関するプロトコール論文が発出されており，頚椎症性脊髄症に対する固定術の適応や治療成績に関心が寄せられている[84]．椎弓形成術や椎弓切除術に後方インストゥルメンテーション固定を加えた固定術併用後方除圧術は，正常な頚椎前弯の再獲得や[75]，椎間可動性の制御，術後後弯変形の予防[76]などの点で椎弓形成術より有利となる可能性がある．

　一般的な頚椎症性脊髄症を対象とした検討では，椎弓形成術と固定併用椎弓切除術の成績に差はない[72,73,77,78]とする報告，主に侵襲の低さから椎弓形成術の優越性を論じる報告[74,79~81]，固定術の有用性を論じる報告[82,83]が混在している．本邦における固定術の適応や考え方を考慮するならば，一般的な頚髄症に対する固定術への適応要否よりも，むしろ矢状面バランス不良例や，局所すべり，大きな局所椎間可動性を有する症例に対する固定術の適応について検討する必要がある．対象を5°以上の後弯を有する症例に絞った報告がある．固定によって局所後弯の矯正，不安定椎間の制動，C2-7角の維持が得られることから，固定術の優越性を報告している[85]．

　固定術併用椎弓切除術では椎弓形成術と比較して，術後神経合併症の頻度が高かったとする報告

がある[74]．固定術における C5 麻痺発生率は高く，麻痺はより重篤で，多根障害発生であり，回復までの時間もかかる[86]．後方除圧固定 70 例の検討で，予防的に C4/5 間の椎間孔拡大術を併用しても C5 麻痺発生率が 14.3% であったという報告がある[48]．また，インストゥルメンテーション固定に伴い，偽関節，感染[81]，固定に伴う神経血管損傷の危険など，固定術併用による合併症の増加が危惧される．

椎弓形成術と固定術併用椎弓切除術を医療コストの面から検討した報告がある．椎弓形成は短い入院期間で費用も抑えられていることから，椎弓形成術が後方手術の第一選択として推奨されている．ただし頚部痛，後弯変形，不安定性を有する場合は椎弓形成術では不十分であり固定を要するとされている[87]．

本ガイドラインでは CQ 3 にて固定術併用の有用性について検討しているので参照いただきたい．今後の研究によって，固定術が真に必要な症例を解明し，固定術併用後方除圧術の適応に関するエビデンスを積み上げていくことが望まれる．

文献

1) Bartels RH, et al. Laminoplasty and laminectomy for cervical sponydylotic myelopathy: a systematic review. Eur Spine J 2015; **24**(Suppl 2): 160-167.
2) Mummaneni PV, et al. Cervical surgical techniques for the treatment of cervical spondylotic myelopathy. J Neurosurg Spine 2009; **11**(2): 130-141.
3) Ryken TC, et al. Cervical laminectomy for the treatment of cervical degenerative myelopathy. J Neurosurg Spine 2009; **11**(2): 142-149.
4) Lao L, et al. Laminoplasty versus laminectomy for multi-level cervical spondylotic myelopathy: a systematic review of the literature. J Orthop Surg Res 2013; **8**: 45.
5) Ohya J, et al. Patient satisfaction with double-door laminoplasty for cervical compression myelopathy. J Orthop Sci 2015; **20**(1): 64-70.
6) Matz PG, et al. Cervical laminoplasty for the treatment of cervical degenerative myelopathy. J Neurosurg Spine 2009; **11**(2): 157-169.
7) Machino M, et al. Persistent physical symptoms after laminoplasty: analysis of postoperative residual symptoms in 520 patients with cervical spondylotic myelopathy. Spine (Phila Pa 1976) 2012; **37**(11): 932-936.
8) Zhou X, et al. Posterior or single-stage combined anterior and posterior approach decompression for treating complex cervical spondylotic myelopathy coincident multilevel anterior and posterior compression. Clin Spine Surg 2017; **30**(10): E1343-E1351.
9) Kawaguchi Y, et al. More than 20 years follow-up after en bloc cervical laminoplasty. Spine (Phila Pa 1976) 2016; **41**(20): 1570-1579.
10) 大山素彦ほか．頚椎棘突起縦割法椎弓形成術の術後 5 年以上の成績―無記名アンケートによる評価．整形外科 2008; **59**(5): 465-468.
11) Kawaguchi Y, et al. Relationship between postoperative axial symptoms and the rotational angle of the cervical spine after laminoplasty. Eur J Orthop Surg Traumatol 2013; **23**(Suppl 1): S53-S58.
12) Machino M, et al. Cervical alignment and range of motion after laminoplasty: radiographical data from more than 500 cases with cervical spondylotic myelopathy and a review of the literature. Spine (Phila Pa 1976) 2012; **37**(20): E1243-E1250.
13) Lee JS, et al. The predictable factors of the postoperative kyphotic change of sagittal alignment of the cervical spine after the laminoplasty. J Korean Neurosurg Soc 2017; **60**(5): 577-583.
14) Cao J, et al. Multivariate analysis of factors associated with kyphotic deformity after laminoplasty in cervical spondylotic myelopathy patients without preoperative kyphotic alignment. Sci Rep 2017; **7**: 43443.
15) Matsuoka Y, et al. Small sagittal vertical axis accompanied with lumbar hyperlordosis as a risk factor for developing postoperative cervical kyphosis after expansive open-door laminoplasty. J Neurosurg Spine 2018; **29**(2): 176-181.
16) Michael KW, et al. Where should a laminoplasty start? The effect of the proximal level on post-laminoplasty loss of lordosis. Spine J 2016; **16**(6): 737-741.
17) Luo W, et al. Open-versus French-door laminoplasty for the treatment of cervical multilevel compressive myelopathy: A meta-analysis. World Neurosurg 2018; 117: 129-136.
18) Wang L, et al. Open-door versus French-door laminoplasty for the treatment of cervical multilevel

compressive myelopathy. J Clin Neurosci 2015; **22**(3): 450-455.

19） Nakashima H, et al. Comparative effectiveness of open-door laminoplasty versus French-door laminoplasty in cervical compressive myelopathy. Spine 2014; **39**(8): 642-647.

20） 岡田基宏ほか．圧迫性頚髄症に対する椎弓形成術後の軸性疼痛に関するランダム化前向き研究―観音開き式と片開き式の比較．中部整災誌 2010; **53**(1): 47-48.

21） Asgari S, et al. Decompressive laminoplasty in multisegmental cervical spondylotic myelopathy: bilateral cutting versus open-door technique. Acta Neurochir (Wien) 2009; **151**(7): 739-749.

22） Lee DG, et al. Comparison of surgical outcomes after cervical laminoplasty: open-door technique versus French-door technique. J Spinal Disord Tech 2013; **26**(6): E198-E203.

23） Hirabayashi S, et al. Comparison of enlargement of the spinal canal after cervical laminoplasty: open-door type and double-door type. Eur Spine J 2010; **19**(10): 1690-1694.

24） Okada M, et al. A prospective randomized study of clinical outcomes in patients with cervical compressive myelopathy treated with open-door or French-door laminoplasty. Spine 2009; **34**(11): 1119-1126.

25） Liu FY, et al. Mini-plate fixation versus suture suspensory fixation in cervical laminoplasty: A meta-analysis. Medicine (Baltimore) 2017; **96**(5): e6026.

26） Qi Q, et al. Is mini-plate fixation superior to suture suspensory fixation in cervical laminoplasty? A meta-analysis. World Neurosurg 2016; **93**: 144-153.

27） Liu Y, et al. Preoperative factors affecting postoperative axial symptoms after single-door cervical laminoplasty for cervical spondylotic myelopathy: a prospective comparative study. Med Sci Monit 2016; **22**: 3746-3754.

28） Wang L, et al. Clinical outcomes of two different types of open-door laminoplasties for cervical compressive myelopathy: a prospective study. Neurol India 2012; **60**(2): 210-216.

29） Cheung JPY, et al. Comparable clinical and radiological outcomes between skipped-level and all-level plating for open-door laminoplasty. Eur Spine J 2018; **27**(6): 1365-1374.

30） Wang JM, et al. A new method of stabilising the elevated laminae in open-door laminoplasty using an anchor system. J Bone Joint Surg Br. 1998; **80**(6): 1005-1008.（検索条件外）

31） Lee JY, et al. Use of small suture anchors in cervical laminoplasty to maintain canal expansion: a technical note. J Spinal Disord Tech. 2007; **20**(1): 33-35.（検索条件外）

32） Yang SC, et al. Open-door laminoplasty for multilevel cervical spondylotic myelopathy: good outcome in 12 patients using suture anchor fixation. Acta Orthop. 2008; **79**(1): 62-66.（検索条件外）

33） Kimura A, et al. Impact of axial neck pain on quality of life after laminoplasty. Spine 2015; **40**(24): E1292-E1298.

34） Yoshida M, et al. Does reconstruction of posterior ligamentous complex with extensor musculature decrease axial symptoms after cervical laminoplasty? Spine 2002; **27**(13): 1414-1418.

35） Wada E, et al. Subtotal corpectomy versus laminoplasty for multilevel cervical spondylotic myelopathy: a long-term follow-up study over 10 years. Spine 2001; **26**(13): 1443-1447.

36） Hosono N, et al. Neck and shoulder pain after laminoplasty. A noticeable complication. Spine 1996; **21**(17): 1969-1973.

37） 谷戸祥之ほか．選択的椎弓形成術．整・災外 2007; **50**(9): 985-989.

38） 加藤相勲ほか．頚椎選択的椎弓形成術における C2，C7 棘突起付着筋群温存の意義．整・災外 2007; **50**(9): 977-983.

39） 細野　昇ほか．頚椎椎弓形成術後の軸性疼痛―前向き研究．臨整外 2005; **40**(11): 1225-1230.

40） 池上仁志ほか．頚椎 laminoplasty の術後 axial pain の検討―C7 棘突起温存の意義．東日整災外会誌 2006; **18**(4): 421-425.

41） Wang J, et al. Impact of different laminae open angles on axial symptoms after expansive open-door laminoplasty. Medicine (Baltimore) 2018; **97**(32): e11823.

42） Kawaguchi Y, et al. Axial symptoms after en bloc cervical laminoplasty. J Spinal Disord 1999; **12**(5): 392-395.

43） 廣津匡隆ほか．頚椎椎弓形成術後の早期運動療法の検討．整外と災外 2005; **54**(2): 220-224.

44） Wang SJ, et al. Axial pain after posterior cervical spine surgery: a systematic review. Eur Spine J 2011; **20**(2): 185-194.

45） Sakaura H, et al. C5 palsy after decompression surgery for cervical myelopathy: review of the literature. Spine 2003; **28**(21): 2447-2451.

46） Shou F, et al. Prevalence of C5 nerve root palsy after cervical decompressive surgery: a meta-analysis. Eur Spine J 2015; **24**(12): 2724-2734.

47） Kaneyama S, et al. Prospective study and multivariate analysis of the incidence of C5 palsy after cervical laminoplasty. Spine 2010; **35**(26): E1553-E1558.

48） Kang KC, et al. Preoperative risk factors of C5 nerve root palsy after laminectomy and fusion in patients with cervical myelopathy: Analysis of 70 consecutive patients. Clin Spine Surg 2017; **30**(9): 419-424.

49） Katsumi K, et al. Analysis of C5 palsy after cervical open-door laminoplasty: relationship between C5 palsy and foraminal stenosis. J Spinal Disord Tech 2013; **26**(4): 177-182.

50） Komagata M, et al. Prophylaxis of C5 palsy after cervical expansive laminoplasty by bilateral partial foraminotomy. Spine J 2004; **4**(6): 650-655.

51) Katsumi K, et al. Can prophylactic bilateral C4/C5 foraminotomy prevent postoperative C5 palsy after open-door laminoplasty?: a prospective study. Spine 2012; **37**(9): 748-754.

52) Ohashi M, et al. Two-year clinical and radiological outcomes of open-door cervical laminoplasty with prophylactic bilateral C4-C5 foraminotomy in a prospective study. Spine (Phila Pa 1976) 2014; **39**(9): 721-727.

53) Nori S, et al. Cervical laminectomy of limited width prevents postoperative C5 palsy: a multivariate analysis of 263 muscle-preserving posterior decompression cases. Eur Spine J 2017; **26**(9): 2393-2403.

54) Nori S, et al. Narrow width of muscle-preserving selective laminectomy demonstrated sufficient surgical outcomes and reduced surgical invasiveness. J Clin Neurosci 2018; **52**: 60-65.

55) Klement MR, et al. C5 palsy after cervical laminectomy and fusion: does width of laminectomy matter? Spine J 2016; **16**(4): 462-467.

56) Takenaka S, et al. Significant reduction in the incidence of C5 palsy after cervical laminoplasty using chilled irrigation water. Bone Joint J 2016; **98-B**(1): 117-124.

57) Mori E, et al. Effect of preservation of the C-6 spinous process and its paraspinal muscular attachment on the prevention of postoperative axial neck pain in C3-6 laminoplasty. J Neurosurg Spine 2015; **22**(3): 221-229.

58) Qi Q, et al. Modified laminoplasty preserving the posterior deep extensor insertion into C2 improves clinical and radiologic results compared with conventional laminoplasty: A meta-analysis. World Neurosurg 2018; **111**: 157-165.

59) Umeda M, et al. A less-invasive cervical laminoplasty for spondylotic myelopathy that preserves the semispinalis cervicis muscles and nuchal ligament. J Neurosurg Spine 2013; **18**(6): 545-552.

60) Sakaura H, et al. Medium-term outcomes of C3-6 laminoplasty for cervical myelopathy: a prospective study with a minimum 5-year follow-up. Eur Spine J 2011; **20**(6): 928-933.

61) Kotani Y, et al. Impact of deep extensor muscle-preserving approach on clinical outcome of laminoplasty for cervical spondylotic myelopathy: comparative cohort study. Eur Spine J 2012; **21**(8): 1536-1544.

62) Yamane K, et al. Laminar closure rates in patients with cervical myelopathies treated with either open-door laminoplasty with reattachment of spinous processes and extensor musculature or Hirabayashi open-door laminoplasty: a case-control study. Eur Spine J 2016; **25**(6): 1869-1874.

63) 辻 崇ほか. 頚椎症性脊髄症に対する選択的椎弓形成術―局所除圧術の根拠. 別冊整形外 2006; **50**: 79-83.

64) 加藤相勲ほか. 頚椎選択的椎弓形成術における長期成績. 大阪市勤務医師会研年報 2010; **37**: 97-98.

65) Wan J, et al. Influence of hinge position on the effectiveness of open-door expansive laminoplasty for cervical spondylotic myelopathy. Chin J Traumatol 2011; **14**(1): 36-41.

66) Sivaraman A, et al. Skip laminectomy and laminoplasty for cervical spondylotic myelopathy: a prospective study of clinical and radiologic outcomes. J Spinal Disord Tech 2010; **23**(2): 96-100.

67) Yuan W, et al. Laminoplasty versus skip laminectomy for the treatment of multilevel cervical spondylotic myelopathy: a systematic review. Arch Orthop Trauma Surg 2014; **134**(1): 1-7.

68) Vergara P. Minimally invasive microscopic posterior cervical decompression: simple, safe, and effective. J Neurol Surg A Cent Eur Neurosurg 2017; **78**(5): 440-445.

69) 中川幸洋ほか. 頚部脊髄症に対する内視鏡下椎弓切除術―従来法との比較. 整外最小侵襲術誌 2008; **48**: 48-54.

70) Minamide A, et al. Microendoscopic laminotomy versus conventional laminoplasty for cervical spondylotic myelopathy: 5-year follow-up study. J Neurosurg Spine 2017; **27**(4): 403-409.

71) 南出晃人ほか. 内視鏡下頚椎後方除圧術. 整・災外 2013; **56**(3): 225-231.

72) Yoon ST, et al. Outcomes after laminoplasty compared with laminectomy and fusion in patients with cervical myelopathy: a systematic review. Spine (Phila Pa 1976) 2013; **38**(22 Suppl 1): S183-S194.

73) Lee CH, et al. Laminoplasty versus laminectomy and fusion for multilevel cervical myelopathy: a meta-analysis of clinical and radiological outcomes. J Neurosurg Spine 2015; **22**(6): 589-595.

74) Liu FY, et al. Laminoplasty versus laminectomy and fusion for multilevel cervical compressive myelopathy: A meta-analysis. Medicine (Baltimore) 2016; **95**(23): e3588.

75) Du W, et al. Enlarged laminectomy and lateral mass screw fixation for multilevel cervical degenerative myelopathy associated with kyphosis. Spine J 2014; **14**(1): 57-64.

76) Singrakhia MD, et al. Cervical laminectomy with lateral mass screw fixation in cervical spondylotic myelopathy: neurological and sagittal alignment outcome: Do we need lateral mass screws at each segment? Indian J Orthop 2017; **51**(6): 658-665.

77) Woods BI, et al. Laminoplasty versus laminectomy and fusion for multilevel cervical spondylotic myelopathy. Clin Orthop Relat Res 2011; **469**(3): 688-695.

78) Fehlings MG, et al. Laminectomy and fusion versus laminoplasty for the treatment of degenerative cervical myelopathy: results from the AOSpine North America and International prospective multicenter studies. Spine J 2017; **17**(1): 102-108.

79) Manzano GR, et al. A prospective, randomized trial comparing expansile cervical laminoplasty and cervical

laminectomy and fusion for multilevel cervical myelopathy. Neurosurgery 2012; **70**(2): 264-277.

80）Blizzard DJ, et al. Laminoplasty versus laminectomy with fusion for the treatment of spondylotic cervical myelopathy: short-term follow-up. Eur Spine J 2017; **26**(1): 85-93.

81）Heller JG, et al. Laminoplasty versus laminectomy and fusion for multilevel cervical myelopathy: an independent matched cohort analysis. Spine 2001; **26**(12): 1330-1336.

82）Lau D, et al. Laminoplasty versus laminectomy with posterior spinal fusion for multilevel cervical spondylotic myelopathy: influence of cervical alignment on outcomes. J Neurosurg Spine 2017; **27**(5): 508-517.

83）Su N, et al. Long-term outcomes and prognostic analysis of modified open-door laminoplasty with lateral mass screw fusion in treatment of cervical spondylotic myelopathy. Ther Clin Risk Manag 2016; **12**: 1329-1337.

84）Pohl PHI, et al. Posterior surgical approach procedures for cervical myelopathy. Cochrane Database of Systematic Reviews 2015(3): CD011553.

85）Miyamoto H, et al. Outcomes of surgical intervention for cervical spondylotic myelopathy accompanying local kyphosis (comparison between laminoplasty alone and posterior reconstruction surgery using the screw-rod system). Eur Spine J 2014; **23**(2): 341-346.

86）Lee SH, et al. Outcomes and related factors of C5 palsy following cervical laminectomy with instrumented fusion compared with laminoplasty. Spine (Phila Pa 1976) 2016; **41**(10): E574-E579.

87）Warren DT, et al. Retrospective cost analysis of cervical laminectomy and fusion versus cervical laminoplasty in the treatment of cervical spondylotic myelopathy. Int J Spine Surg 2013; **7**: e72-e80.

Background Question 15

手術療法は原疾患を有する頚椎症性脊髄症にも有用か

要約

●アテトーゼ型脳性麻痺に伴う頚椎症性脊髄症に対しては後方固定術を推奨する論文が多いが，内固定材の弛みなどによる再手術を生じやすいため注意が必要である．パーキンソン病を随伴する頚椎症性脊髄症に対しては手術によって症状の一部は改善するものの全体的には改善が劣ると報告している．

○解説○

1. アテトーゼ型脳性麻痺に伴う頚椎症性脊髄症

　アテトーゼ運動によって生じる頚椎症性脊髄症は不随意運動によって高度の頚椎症性変化や後弯変形を伴うことが多く，通常の頚椎症性脊髄症と異なる治療が必要となる[1]．Mihara ら[2]はアテトーゼ頚椎症性脊髄症で中下位頚椎前後方固定あるいは頭蓋頚椎移行部固定を施行した148例を頚部不随意運動の程度に応じて5段階に分類する方法を報告しており，不随意運動の程度が強いほど術前のJOAスコアは低く，再手術率は高かった．近年の多くの論文では固定術を推奨しており，術式は前方法，後方法，前後方合併法などを症例に応じて適応している[2〜7]．しかし，いずれの報告でも最終的に症状の改善は得られたものの合併症や再手術の頻度は高かった．内固定材の弛みが原因の再手術率は10〜30％と低くはないため，ボツリヌス注射やより強固な内固定を用いた手術を推奨する論文が多い．術後ハローベストについては，Furuya ら[6]が historical control study の結果，成績に差はないがハローベスト使用群のほうが合併症が多かったと報告している．Azuma ら[8]は前方除圧固定術，椎弓切除術，椎弓形成術（固定併用，非併用）などの手術を行った患者の10年以上の長期成績を調査した結果，中下位頚椎のみの固定を行った症例では上位頚椎の変形が生じて再手術が必要になる症例があること，椎弓形成術単独でも長期間良好な成績を示す症例があるが結果は様々であり，長期フォローアップの重要性について報告している．

2. パーキンソン病を随伴する頚椎症性脊髄症

　Xiao らはパーキンソン病を合併した頚椎症性脊髄症と通常の頚椎症性脊髄症の手術患者を retrospective matched cohort study で比較した結果，パーキンソン病患者では全体的な QOL 改善は劣ること，疼痛に関連した症状の改善が有意に劣ることを報告した[9]．さらに別な報告で下肢症状の改善が劣るものの上肢機能や膀胱直腸障害の改善は劣らないことを報告した[10]．

　一方，Purvis ら[11]の報告では，パーキンソン病あるいは多発性硬化症を合併した頚椎症性脊髄症に対する手術の報告9論文をレビューした結果，QOL の改善は少ないものの疼痛に関連した症状の改善についてはメリットがあるとしている．

文献

1) Anderson WW, et al. Cervical spondylosis in patients with athetosis. Neurology 1962; **12**: 410-412.（検索条件外）
2) Mihara H, et al. Quantitative analysis of surgical outcomes following anterior cervical decompression and fusion for compressive myelopathy: a comparison with cervical laminoplasty. J Spine Res 2012; **3**(2): 134-139.
3) Jameson R, et al. Cervical myelopathy in athetoid and dystonic cerebral palsy: retrospective study and literature review. Eur Spine J 2010; **19**(5): 706-712.

4）Kim KN, et al. Long-term surgical outcomes of cervical myelopathy with athetoid cerebral palsy. Eur Spine J 2014; **23**(7): 1464-1471.

5）三澤治夫ほか．アテトーゼ型脳性麻痺に伴う頚髄症に対する治療戦略および手術成績不良例の検討．脊椎脊髄ジャーナル 2009; **22**(6): 745-753.

6）Furuya T, et al. Cervical myelopathy in patients with athetoid cerebral palsy. Spine (Phila Pa 1976) 2013; **38**(3): E151-E157.

7）Watanabe K, et al. Surgical outcomes of cervical myelopathy in patients with athetoid cerebral palsy: a 5-year follow-up. Asian Spine J 2017; **11**(6): 928-934.

8）Azuma S, et al. Long-term results of operative treatment for cervical spondylotic myelopathy in patients with athetoid cerebral palsy: an over 10-year follow-up study. Spine 2002; **27**(9): 943-948; discussion 948.

9）Xiao R, et al. Quality of life outcomes following cervical decompression for coexisting Parkinson's disease and cervical spondylotic myelopathy. Spine J 2016; **16**(11): 1358-1366.

10）Xiao R, et al. Clinical outcomes following surgical management of coexisting Parkinson disease and cervical spondylotic myelopathy. Neurosurgery 2017; **81**(2): 350-356.

11）Purvis TE, et al. Is Decompressive surgery for cervical spondylotic myelopathy effective in patients suffering from concomitant multiple sclerosis or Parkinson's disease?. Brain Sci 2017; **7**(4).

術中脊髄モニタリングは術後神経症状悪化予防に有用か

要約

● 頚椎症性脊髄症を含む圧迫性頚髄症の頚椎手術における脊髄モニタリングについては，術後麻痺の予見はある程度可能であるが，予防に関してはさらなる検討が必要である．モニタリングのモダリティやアラームポイントを統一した，多施設前向き研究が今後の課題である．

○解説○

1. 術後麻痺の予見

　頚椎症性脊髄症（CSM）を含む圧迫性頚髄症の手術における術後麻痺の予見の有用性について検討した報告は散見される．

　頚椎椎弓形成術を施行した圧迫性頚髄症135例［後縦靱帯骨化症（OPLL）19例を含む］の術後C5麻痺の予見に関する術中脊髄モニタリングの有用性を検討した報告では，術後C5麻痺は3例（2.2%：術直後2例，術後4日目1例）に発生し，術中筋誘発電位（MEP）のアラートは12例に発信され，体性感覚誘発電位（SSEP）のアラートは発信されなかった．術直後のC5麻痺予見に関する三角筋あるいは上腕二頭筋のMEPアラートの感度は100%，特異度は98.4%で，MEPは術直後のC5麻痺の予見に有用であったが，SSEPはC5麻痺予見に有用ではなかったとしている[1]．一方で，頚椎椎弓形成術を施行した80例のSSEP単独での術後麻痺増悪の予見に関する報告では，5例（6%）でSSEPのアラートが発信され，そのうち4例で術後麻痺の増悪を認め，3例は片側上肢の運動，感覚障害を生じ，1例は完全麻痺を認めた．SSEPモニタリング単独では術後麻痺予見の感度100%，特異度99%で，椎弓形成術におけるSSEPによる脊髄モニタリングは有用であるとしている[2]．

　圧迫性頚髄症手術におけるMEPアラート発信の閾値について検討した報告では，MEPのアラームポイントをコントロール波形の30%以下への低下とすることは，術後の麻痺悪化の感度，特異度を上昇させ有用であるとしている[3]．

　CSMの手術症例140例を対象とした術中脊髄モニタリングの有効性を検討した報告では，術中MEP低下と術後麻痺悪化には有意な相関があり，感度は患者の併存症，年齢，術前神経機能によって変化するとしている．MEPはCSM手術に有用な検査であり，今後はMEPの変化時に対応するチェックリストを作成し，対応を統一することが必要であるとしている[4]．

2. 術後神経症状悪化予防

　術中脊髄モニタリングの術後神経症状悪化予防に対する有用性を検討した報告は少ない．

　1966〜2007年の頚椎変性疾患の手術治療における術中脊髄モニタリングの診断，治療に対する有用性を検討した39論文のシステマティックレビューでは，永続的な麻痺発生の診断としてのモニタリングの波形変化を検討した研究と，治療として神経麻痺を予防するためのモニタリングの有用性を検討した研究の2点からエビデンスレベルを検討している．報告ではCSMや頚部神経根症の手術では，モニタリング波形の変化に対して，手術計画を変更したり，ステロイド投与を行っても麻痺発生頻度を低下させる効果は明らかではないとしているが，モニタリング波形の変化に対して，手術計画を変更する効果について検討した研究はなく，その効果は不明であるとしている[5]．

　また，2013年2月までに報告されたスクリーニングクライテリアにあてはまった22論文のシステマティックレビューでは，CSM患者の前方手術におけるSSEP，MEP，筋電図を含む術中脊髄モニタリングの意義を検討している．22論文のうちモニタリングなしが20論文2,232例，ありが2論文1,564例で，計3,796例の検討で，両群の麻痺率を比較検討した．結果はモニタリングなし群の麻痺率が2.71％で，あり群が0.91％であったとしているが，論文によってモニタリングのモダリティやアラームポイントが異なるため，今回のシステマティックレビューでは前方手術の神経合併症を減らすためのモニタリングの有効性を示すための十分なエビデンスは得られなかったとしており，術前後の神経合併症の評価法，脊髄モニタリングのモダリティやアラームポイントを統一した研究が必要であると報告している[6]．

　脊髄モニタリングの術後神経症状悪化予防における有用性を検討した報告としては，CSMではないが，頚椎OPLLを含む高リスク脊椎手術群での検討の報告がある．頚椎OPLL 622例を含む2,867例の検討で，MEPのコントロール波形から70％以上の低下をアラームポイントとし，必要な処置を行い，波形の回復を認め，術後麻痺がなかった症例をレスキュー症例として，レスキュー例を術後麻痺例とレスキュー例を合計した数で除したものをレスキュー率として算出している．頚椎OPLLのレスキュー率は82.1％（32/39）で，高リスク脊椎手術において脊髄モニタリングは術後麻痺の予防に有用であると報告している[7]．

　CSMの術後の麻痺率は比較的低いため，脊髄モニタリングの術後麻痺予防における有用性について明らかにするためには，モニタリングのモダリティやアラームポイントなどの条件を統一した，多施設で前向きの研究が今後必要である．

文献

1) Oya J, et al. The Accuracy of multimodality intraoperative neuromonitoring to predict postoperative neurologic deficits following cervical laminoplasty. World Neurosurg 2017; **106**: 17-25.
2) Garcia RM, et al. Detection of postoperative neurologic deficits using somatosensory-evoked potentials alone during posterior cervical laminoplasty. Spine J 2010; **10**(10): 890-895.
3) Sakaki K, et al. Warning thresholds on the basis of origin of amplitude changes in transcranial electrical motor-evoked potential monitoring for cervical compression myelopathy. Spine (Phila Pa 1976) 2012; **37**(15): E913-E921.
4) Clark AJ, et al. Intraoperative neuromonitoring with MEPs and prediction of postoperative neurological deficits in patients undergoing surgery for cervical and cervicothoracic myelopathy. Neurosurg Focus 2013; **35**(1): E7.
5) Resnick DK, et al. Electrophysiological monitoring during surgery for cervical degenerative myelopathy and radiculopathy. J Neurosurg Spine 2009; **11**(2): 245-252.
6) Thirumala PD, et al. Value of intraoperative neurophysiological monitoring to reduce neurological complications in patients undergoing anterior cervical spine procedures for cervical spondylotic myelopathy. J Clin Neurosci 2016; **25**: 27-35.
7) Yoshida G, et al. Alert timing and corresponding intervention with intraoperative spinal cord monitoring for high risk spinal surgery. Spine (Phila Pa 1976) 2019; **44**(8): E470-E479.（検索条件外）

Clinical Question 1

軽度および中等度の頚椎症性脊髄症に対する保存療法は有用か

推奨			
推奨文	推奨度	合意率	エビデンスの強さ
●軽度および中等度の頚椎症性脊髄症に対する保存療法は症状の進行を遅らせる可能性があり，施行することを弱く推奨する	2	100%	D

【作成グループにおける，推奨に関連する価値観や好み】
　本 CQ に対する推奨の作成にあたっては，頚椎症性脊髄症患者の治療前後での頚椎 JOA スコアの変化，QOL の回復，痛みの軽減および治療後の合併症発生率の低下に結びつくことを重要視した．
【推奨の強さに影響する要因】
　◉アウトカム全般に関する全体的なエビデンスが強い
　　■ 2：いいえ
　　　説明：全般的に報告数，症例数が少ない．症例集積研究が多く，エビデンスは弱い．
　◉益と害とのバランスが確実（コストは含めない）
　　■ 2：いいえ
　　　説明：症状の進行予防や短期的な改善を報告している研究が散見されるが，エビデンスは非
　　　　　　常に弱く，保存療法の有益性を判断するのは難しい．また，有害事象については明記
　　　　　　されていない．
　◉患者の価値観や好み，負担の確実さ
　　■ 2：いいえ
　　　説明：軽症および中等度の患者が保存療法を選択するかは，患者個人の考えや医師の説明に
　　　　　　よるところが大きく，確実性は低い．また，保存療法の内容についても，医師個人の
　　　　　　経験や考えに基づくため，患者の好みや価値観は反映されにくい．
　◉正味の利益がコストや資源に十分見合ったものかどうか
　　■ 2：いいえ
　　　説明：コストに関する報告はなく，判断は困難である．
【エビデンスの強さ】
　　■ D：効果の推定値がほとんど確信できない
【推奨の強さ】
　　■ 2：行うことを弱く推奨する

○解説○

　重症および進行性の頚椎症性脊髄症に対しては，手術が第一選択とされることが多い．しかし，軽症および中等度の症例に対する治療選択は，報告数が少なく結論づけるのが難しい．保存療法については，過去に牽引療法や装具，薬剤投与，またそれらを複合的に行った報告があり，各治療別に評価を行った．

1．集約的保存療法

　特定の保存療法に限定せず，様々な治療を複合的に対象患者へ施行し，効果を評価している研究がある．

　Kadanka らは，mJOA スコアが 12 点以上の症例に対し無作為に手術療法と保存療法（装具，薬物，生活制限）の 2 群に振り分け，10 年間の長期成績を比較検討したところ，最終観察時における mJOA スコアは同等であったと報告している[1]．しかし，手術，保存療法ともに，最終 mJOA スコアが改善しておらず，保存療法が症状の進行を遅らせている可能性は示唆されるものの，その有用性を証明するにはいたらない．

　Li らは，JOA スコアが 13 点以上の患者に対し後ろ向きに保存療法（薬物，牽引，鍼，理学療法）と手術療法の成績を比較した．平均 34 ヵ月の観察期間で JOA スコアや NDI は同等であったと報告している[2]．治療前後での統計解析はされていないが，保存療法群においても平均で 1 点以上の JOA スコアの改善が認められた．

　これらの研究においては，個々の保存療法がどのくらいの期間どの程度施行されたか記載がなく，また比較対象が手術症例であるため直接的な保存療法の効果を示す研究ではない．現在のところ，集約的保存療法の有効性を判断するのは困難である．

2．頚椎牽引療法

　持続牽引療法に関する研究は 2 施設より報告があった．ひとつは，JOA スコアが 13 点以上の患者を対象として，治療開始時より good Samartian 法による頚椎持続牽引を施行した．この保存療法を行った 65 例（頚椎症性脊髄症は 37 例）と手術を施行した 52 例の比較では，平均 3.7 年の観察期間で手術療法ほどの改善は得られないものの，保存療法を受けた患者で治療前よりも有意な JOA スコアの改善を認めた[3]．病態別の解析でも，頚椎症性脊髄症における改善率は後縦靱帯骨化症よりも高く，牽引治療の有用性が示唆される．しかし，同施設で行われた前向き研究で，頚椎症性脊髄症 55 例に対して同様の保存療法を施行した報告では，平均 78.9 ヵ月の長期の観察期間で，JOA スコアの有意な改善は得られなかった[4]．そのうち，41 例（75％）の患者は最終観察時まで神経機能を維持していたものの，14 例（25％）は神経症状が悪化し，うち 12 例が後に手術を受けた．

　もうひとつの Kong らの報告では，JOA スコアが 13 点以上の頚椎症性脊髄症患者 78 例に対して，同じく good Samartian 法による牽引を最大 2 週間まで行った[5]．前向き平均 40 ヵ月の観察期間で JOA スコアの有意な改善は認めなかった．21 例（27％）に悪化を認め，その特徴として画像上高度な狭窄や頚椎の不安定性を有意に認めた．

　以上より，持続牽引療法が短期的には治療効果を示す可能性は示唆されるが，いずれの報告においても，牽引の期間や追跡期間にばらつきがあり，この結果をもって持続牽引療法が妥当であるか否かについての判断は困難である．

　また，間欠的な牽引療法の有効性について検証した報告はなく，その効果は依然として不明である．

3．装具療法

　過去に 2 編の報告があるが，いずれも同施設からの症例集積研究である[6,7]．JOA スコアが 10 点以上の圧迫性脊髄症 52 例（頚椎症性脊髄症は 29 例）を対象として，頚椎装具を 1 日 8 時間以上，治療開始時より平均 3 ヵ月装着させた．平均 3 年間の観察期間で，頚椎症性脊髄症患者では平均 JOA スコアが若干の改善傾向を示したが，スコアが 1 点以上の改善あるいは 15 点以上に維持された予後良好群は 72％であった．52 例中 10 例（19％）は神経症状が悪化し，後に手術を受けた．以上より，短期的には頚椎装具が有用な可能性は示唆されるが，装具を使用しなかった対象群がない症

例集積研究であり，その有効性を判断するのは困難である．

4. 薬物治療

　消炎鎮痛薬，筋弛緩薬，ステロイドなどは頚椎症性脊髄症による痛みや痙性麻痺に対し保険適用があるが，本症に伴う麻痺，しびれに薬物単独でどの程度の有効性があるのかを明らかにした文献はない．保険外適用ではあるが，リマプロストアルファデクス経口剤（プロスタグランジン E_1 製剤）を軽症例に使用し，JOA スコア，10 秒テスト，重心動揺性の改善を認めたとする報告がある[8]．ただし，対照群の設定もなくエビデンスレベルが高いとはいえない．

5. まとめ

　全体的に保存療法に対する有用性を検討した報告は少なく，また症例数も少ない．研究デザインは症例集積研究が多く，エビデンスレベルは低い．ランダム化比較試験や症例対照研究も散見されるものの手術療法との成績を比較した研究が大半で，保存療法の有用性を直接評価している研究ではない．保存療法の益と害のバランスについて，症状の進行予防や短期的な神経症状の改善が報告されているが，研究内容に対するエビデンスの強さは弱く有益性を判断するのは難しい．また，有害事象の発生や QOL，疼痛に関して調査した報告はなかった．軽症および中等度の患者が保存療法を受けるかについては，患者個人の考えや医療従事者の説明によるところが大きく，治療選択の確実性は低い．さらに保存療法がコストに見合った利益があるかどうかは，報告がなく不明である．

　これらの検討を総合して，アカデミック COI を有する 1 名を除いたガイドライン策定委員会委員とオブザーバー 8 名で推奨度の投票を行ったところ，①実施することを強く推奨する：0 票，②実施することを弱く推奨する：8 票，③実施しないことを弱く推奨する：0 票，④実施しないことを強く推奨する：0 票，⑤明確な推奨ができない：0 票の結果となり，当委員会として実施することを弱く推奨するとの結論に達した．

　すなわち，エビデンスは弱いものの，軽度および中等度の頚椎症性脊髄症患者に対する保存療法は，症状の悪化を予防し，進行を遅らせる可能性が示唆されるため，実施することが弱く推奨される．ただし今後は，特定の保存療法に対してコントロールを置いた研究を遂行することが必要であり，強いエビデンスに基づくアウトカムを提示していくべきである．また，保存療法が奏効せず，症状が進行する場合には，手術療法を検討すべきである．手術方法の詳細については，別項を参照していただきたい（BQ 13，BQ 14，CQ 2，CQ 3 参照）．

文献

1) Kadanka Z, et al. Cervical spondylotic myelopathy: conservative versus surgical treatment after 10 years. Eur Spine J 2011; **20**(9): 1533-1538.
2) Li FN, et al. The treatment of mild cervical spondylotic myelopathy with increased signal intensity on T2-weighted magnetic resonance imaging. Spinal Cord 2014; **52**(5): 348-353.
3) 西山隆之ほか．頚部脊髄症軽症例の手術治療成績—保存療法による成績との比較検討．整形外科 1999; 50(2): 133-136.
4) Sumi M, et al. Prospective cohort study of mild cervical spondylotic myelopathy without surgical treatment. J Neurosurg Spine 2012; **16**(1): 8-14.
5) Kong LD, et al. Evaluation of conservative treatment and timing of surgical intervention for mild forms of cervical spondylotic myelopathy. Exp Ther Med 2013; **6**(3): 852-856.（検索条件外）
6) 松本守雄ほか．頚髄症保存療法例における MRI 所見と治療成績との関連．臨整外 1999; **34**(4): 537-542.
7) Matsumoto M, et al. Increased signal intensity of the spinal cord on magnetic resonance images in cervical compressive myelopathy. Does it predict the outcome of conservative treatment?. Spine (Phila Pa 1976) 2000; **25**(6): 677-682.
8) Sugawara T, et al. Limaprost alfadex improves myelopathy symptoms in patients with cervical spinal canal stenosis. Spine (Phila Pa 1976) 2009; **34**(6): 551-555.

Clinical Question 2-1

頚椎症性脊髄症に対する手術治療において，前方除圧固定術と後方椎弓形成術のどちらが有用か

推奨			
推奨文	推奨度	合意率	エビデンスの強さ
●頚椎症性脊髄症に対して前方除圧固定術，椎弓形成術のどちらを行うかに関して明確な推奨はできない． ●ただし後弯症例や前方の圧迫要素の大きな症例などは前方法が，（主に 3 椎間以上の）多椎間病変に対しては椎弓形成術がより適している可能性があり，症例に応じた術式選択を行うことが重要である．	明確な推奨を提示しない	100%	C

【作成グループにおける，推奨に関連する価値観や好み】

　本 CQ 作成にあたっては，神経障害改善の評価として JOA スコア改善率を重要視し，頚椎アライメント，合併症の評価も行った．頚椎症性脊髄症と後縦靱帯骨化症，椎弓形成術と後方除圧固定術とで手術成績や合併症発生率も異なるので，後縦靱帯骨化症は除外し，椎弓形成術と後方除圧固定術は別々に前方除圧固定術と比較検討した．

【推奨の強さに影響する要因】

　⦿アウトカム全般に関する全体的なエビデンスが強い

　　■　2：いいえ

　　　説明：メタアナリシスに前向き RCT は含まれず，前向き比較研究が 2 つあるほかは後ろ向きコホート研究である．

　⦿益と害とのバランスが確実（コストは含めない）

　　■　2：いいえ

　　　説明：前方除圧固定術は頚椎アライメント保持に有利であるが，合併症発生率および再手術率が高い．

　⦿患者の価値観や好み，負担の確実さ

　　■　2：いいえ

　　　説明：患者や家族の価値観や好みにはばらつきがある．

　⦿正味の利益がコストや資源に十分見合ったものかどうか

　　■　2：いいえ

　　　説明：一般に前方除圧固定術は椎弓形成術より入院期間が長く，医療費が高い．

【エビデンスの強さ】

　　■　C：効果の推定値に対する確信は限定的である

【推奨の強さ】

　　■　明確な推奨ができない

○解説○

　頚椎症性脊髄症に対する治療の考え方として，BQ 11 にも述べられているとおり，保存療法が奏

効しない進行性の脊髄症は手術適応と考えられ，前方除圧固定術，椎弓形成術ともに良好な成績が報告されている（BQ 13，BQ 14 参照）．

　これまで頚椎症性脊髄症に対する前方除圧固定術と椎弓形成術を比較した前向きランダム化比較試験はない．両術式を比較した非ランダム化前向き研究では，術後 5 年において前方除圧固定術の成績が椎弓形成術より良好であったと報告されている[1]．しかし，術後 10 年の追跡調査においては両術式に有意な差を認めなかった[2]．また，ほかの長期に経過観察を行った後ろ向き比較研究では，両術式における神経症状改善に差がなかったと報告されている[3,4]．両術式を比較検討したシステマティックレビューでは，神経症状改善に関して前方除圧固定術が良好であるというものや[5〜7]，両術式に差がないとするものがあり[8]，一定の見解は得られていない．ただし，過去のシステマティックレビューにおいては，頚椎症性脊髄症と頚椎後縦靱帯骨化症の両疾患を含んでいるものや，後方法に椎弓形成術および後方除圧固定術の両方を含んでいるものも多い．そこで本ガイドライン作成に際しては，頚椎後縦靱帯骨化症を完全に除外し，椎弓形成術と後方除圧固定術を別々に分けてメタアナリシスを行った．

　本項では前方除圧固定術と椎弓形成術を比較した結果を記載する．2001 年以降に行われた 9 論文を抽出した結果[1〜4,9〜13]．性別，術前の JOA スコア，頚椎アライメント，経過観察期間は両群に差を認めなかったが，椎弓形成術において手術時年齢が高く，手術椎間数が多い傾向にあった[14]．術前後の JOA スコアは前方除圧固定術と椎弓形成術に差がなく，JOA スコアの改善率に関しても両群に差を認めなかった（図 1）．一方で，頚椎アライメントに関して前方除圧固定術後の矢状面アライメントは椎弓形成術に比べて良好であった（図 2）．手術時間，出血量に関しては両群に有意差はなかった（図 3）．また，合併症に関して，全体の発生率は前方除圧固定術で多く，再手術率も前方固定術で有意に高かった（図 4a，b）．一方で術後の C5 麻痺や頚部痛に関しては椎弓形成術で多い傾向にあった（図 4c，d）．

　以上より前方除圧固定術と椎弓形成術の手術成績を比較した結果，特に長期成績において神経症状改善に大きな差はなかったが，頚椎アライメント保持に関しては前方除圧固定術が有利といえる．一方で合併症発生率，再手術率に関しては前方除圧固定術のほうが高い結果であった．これらのメタアナリシスに基づいて本 CQ に対する推奨度決定を行った．両術式を比較した研究は大半が後ろ向き観察研究であり，エビデンスレベルの高い研究に乏しいこと，前方法を行う益と害のバランスや患者の価値観や好みが不確実であること，また前方法を行った場合の医療費が高額であることなども考慮した結果，頚椎症性脊髄症に対して前方除圧固定術，椎弓形成術のどちらを行うかに関しての推奨度について，ガイドライン策定委員会委員とオブザーバー 9 名で推奨度の投票を行った．その結果，①実施することを強く推奨する：0 票，②実施することを弱く推奨する：0 票，③実施

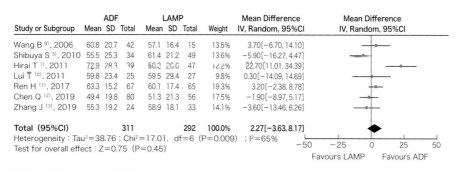

図 1　JOA スコア改善率

a. 術前 C2-7角

Study or Subgroup	LAMP Mean	LAMP SD	LAMP Total	ADF Mean	ADF SD	ADF Total	Weight	Mean Difference IV, Random, 95%CI
Hirai T [1], 2011	12.8	9.6	39	14.3	11.9	47	28.1%	−1.50[−6.04, 3.04]
Liu T [10], 2011	21.9	13.5	25	12.8	18.7	27	13.1%	9.10[0.28, 17.92]
Chen Q [12], 2019	12.9	12.3	80	15.7	9.6	56	32.8%	−2.80[−6.49, 0.89]
Zhang, J [13], 2019	13.8	10.3	24	12.9	8.1	33	26.0%	0.90[−4.06, 5.86]
Total (95%CI)			**168**			**163**	**100.0%**	**0.09[−3.65, 3.82]**

Heterogeneity : $Tau^2=7.56$; $Chi^2=6.51$, df=3 (P=0.09) ; $I^2=54\%$
Test for overall effect : Z=0.04 (P=0.96)

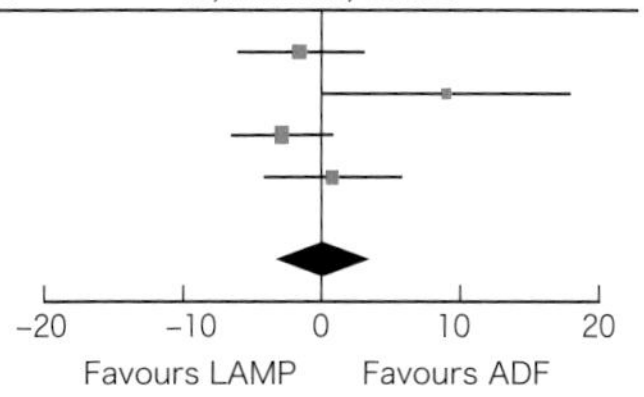

b. 術後 C2-7角

Study or Subgroup	LAMP Mean	LAMP SD	LAMP Total	ADF Mean	ADF SD	ADF Total	Weight	Mean Difference IV, Fixed, 95%CI
Hirai T [1], 2011	17.7	8.6	39	12.1	14.7	47	16.8%	5.60[0.61, 10.59]
Liu T [10], 2011	21	13.8	25	14.1	14.5	27	7.1%	6.90[−0.79, 14.59]
Chen Q [12], 2019	22.3	7.5	80	14.9	8.3	56	56.5%	7.40[4.67, 10.13]
Zhang, J [13], 2019	18.3	9	24	13.3	8.5	33	19.6%	5.00[0.38, 9.62]
Total (95%CI)			**168**			**163**	**100.0%**	**6.59[4.54, 8.64]**

Heterogeneity : $Chi^2=0.95$, df=3 (P=0.81) ; $I^2=0\%$
Test for overall effect : Z=6.31 (P<0.00001)

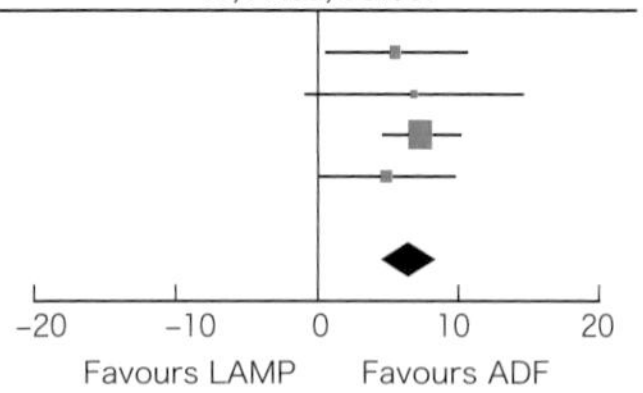

図2　アライメント変化
a：術前 C2-7 角
b：術後 C2-7 角

a. 手術時間

Study or Subgroup	ADF Mean	ADF SD	ADF Total	LAMP Mean	LAMP SD	LAMP Total	Weight	Mean Difference IV, Random, 95%CI
Wada E [4], 2001	264	65	23	182	43	24	19.6%	82.00[50.35, 113.65]
Hirai T [1], 2011	211	55.3	39	149	38.7	47	20.4%	62.00[41.42, 82.58]
Liu T [10], 2011	115.9	24.1	25	187.8	25	27	20.7%	−71.90[−85.25, −58.55]
Chen Q [12], 2019	137.1	27.8	80	121.6	26.1	56	20.9%	15.50[6.34, 24.66]
Zhang J [13], 2019	191.5	93.1	24	212.5	68.5	33	18.4%	−21.00[−64.97, 22.97]
Total (95%CI)			**191**			**187**	**100.0%**	**13.15[−40.80, 67.11]**

Heterogeneity : $Tau^2=3608.85$; $Chi^2=183.99$, df=4 (P<0.00001) ; $I^2=98\%$
Test for overall effect : Z=0.48 (P=0.63)

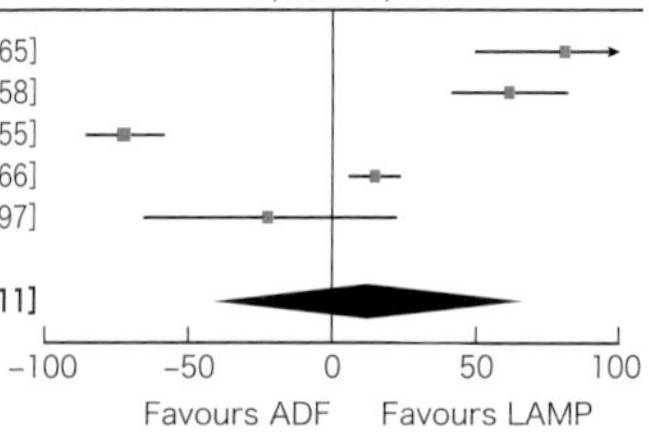

b. 出血量

Study or Subgroup	ADF Mean	ADF SD	ADF Total	LAMP Mean	LAMP SD	LAMP Total	Weight	Mean Difference IV, Random, 95%CI
Wada E [4], 2001	986	751	23	608	212	24	7.2%	378.00[59.58, 696.42]
Hirai T [1], 2011	340	287	39	188	92.1	47	20.5%	152.00[58.16, 245.84]
Liu T [10], 2011	118.5	27.6	25	361.1	57.8	27	24.5%	−242.60[−266.94, −218.26]
Chen Q [12], 2019	164.8	75.5	80	287.1	55.5	56	24.5%	−122.30[−144.32, −100.28]
Zhang J [13], 2019	136.7	60.8	24	316.7	139.6	33	23.2%	−180.00[−233.48, −126.52]
Total (95%CI)			**191**			**187**	100.0%	**−72.69[−174.50, 29.11]**

Heterogeneity : $Tau^2=10866.74$; $Chi^2=108.76$, df=4 (P<0.00001) ; $I^2=96\%$
Test for overall effect : Z=1.40 (P=0.16)

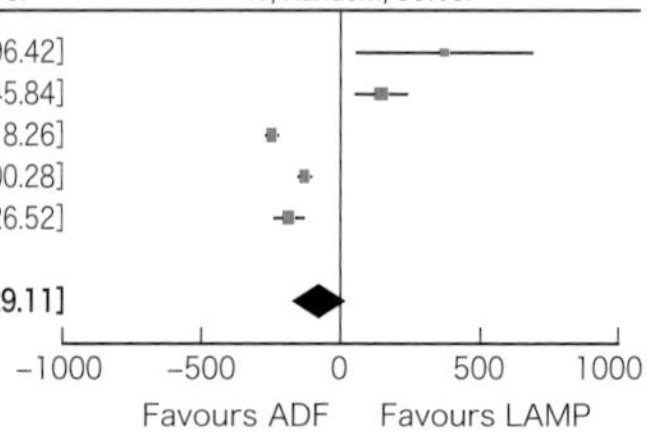

図3　手術時間，出血量
a：手術時間
b：出血量

しないことを弱く推奨する:0 票, ④実施しないことを強く推奨する:0 票, ⑤明確な推奨ができない:9 票の結果となり，当委員会として明確な推奨ができないとの結論に達した.

ただし一般に前方圧迫要素の大きな症例や後弯症例などに対しては，椎弓形成術の神経症状改善

a. 合併症発生率

Study or Subgroup	ADF Events	ADF Total	LAMP Events	LAMP Total	Weight	Odds Ratio M-H, Fixed, 95%CI
Wada E [4)], 2001	13	23	15	24	17.5%	0.78 [0.24, 2.51]
Shibuya S [3)], 2010	15	34	16	49	20.0%	1.63 [0.66, 4.02]
Hirai T [1)], 2011	7	39	3	47	6.1%	3.21 [0.77, 13.37]
Liu T [10)], 2011	9	25	3	27	5.1%	4.50 [1.05, 19.22]
Ren H [11)], 2017	12	67	9	65	20.5%	1.36 [0.53, 3.48]
Chen Q [12)], 2019	15	80	9	56	23.5%	1.21 [0.49, 2.99]
Zhang J [13)], 2019	5	24	4	33	7.3%	1.91 [0.45, 8.02]
Total (95%CI)		292		301	100.0%	1.59 [1.05, 2.39]
Total events	76		59			

Heterogeneity : Chi² = 4.86, df = 6 (P=0.56) ; I² = 0%
Test for overall effect : Z = 2.20 (P=0.03)

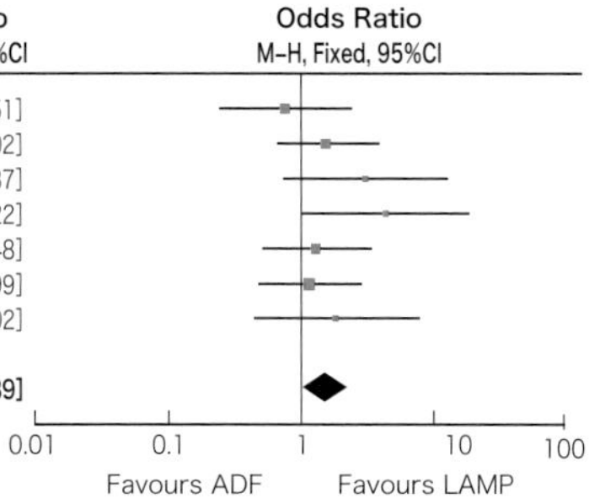

Favours ADF　Favours LAMP

b. 再手術率

Study or Subgroup	ADF Events	ADF Total	LAMP Events	LAMP Total	Weight	Odds Ratio M-H, Fixed, 95%CI	Year
Wada E [4)], 2001	7	23	0	24	22.8%	22.27 [1.19, 417.10]	2001
Shibuya S [3)], 2010	10	34	0	49	19.5%	42.43 [2.39, 754.36]	2010
Hirai T [1)], 2011	1	39	0	47	29.6%	3.70 [0.15, 93.45]	2011
Liu T [10)], 2011	3	25	0	27	28.2%	8.56 [0.42, 174.46]	2011
Total (95%CI)		121		147	100.0%	16.84 [3.98, 71.29]	
Total events	21		0				

Heterogeneity : Chi² = 1.47, df = 3 (P=0.69) ; I² = 0%
Test for overall effect : Z = 3.84 (P=0.0001)

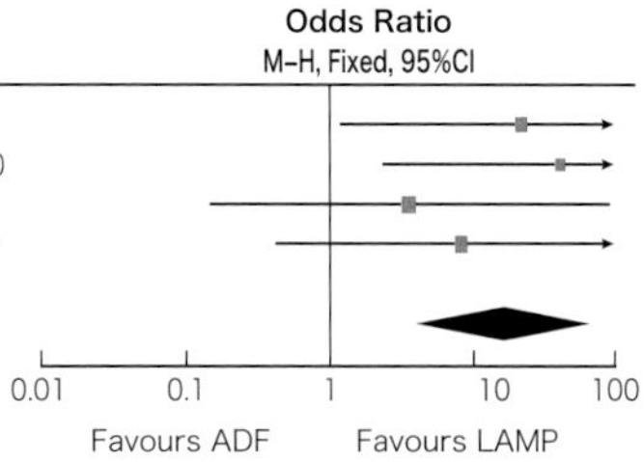

Favours ADF　Favours LAMP

c. C5 麻痺

Study or Subgroup	ADF Events	ADF Total	LAMP Events	LAMP Total	Weight	Odds Ratio M-H, Fixed, 95%CI
Wada E [4)], 2001	1	23	4	24	20.6%	0.23 [0.02, 2.21]
Shibuya S [3)], 2010	3	34	5	49	20.6%	0.85 [0.19, 3.83]
Hirai T [1)], 2011	1	39	3	47	14.6%	0.39 [0.04, 3.87]
Liu T [10)], 2011	0	25	2	27	13.0%	0.20 [0.01, 4.38]
Ren H [11)], 2017	1	67	1	65	5.5%	0.97 [0.06, 15.84]
Chen Q [12)], 2019	3	80	3	56	18.7%	0.69 [0.13, 3.54]
Zhang J [13)], 2019	0	24	1	33	6.9%	0.44 [0.02, 11.33]
Total (95%CI)		292		301	100.0%	0.52 [0.24, 1.14]
Total events	9		19			

Heterogeneity : Chi² = 1.67, df = 6 (P=0.95) ; I² = 0%
Test for overall effect : Z = 1.64 (P=0.10)

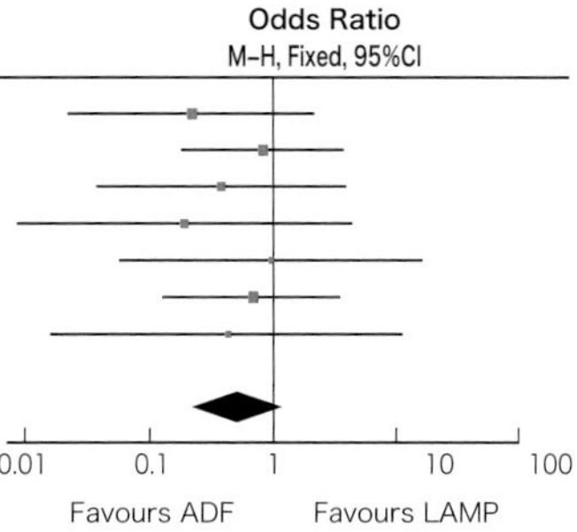

Favours ADF　Favours LAMP

d. 術後頚部痛

Study or Subgroup	ADF Events	ADF Total	LAMP Events	LAMP Total	Weight	Odds Ratio M-H, Fixed, 95%CI	Year
Wada E [4)], 2001	3	23	10	24	26.2%	0.21 [0.05, 0.90]	2001
Shibuya S [3)], 2010	0	34	11	49	28.7%	0.05 [0.00, 0.85]	2010
Liu T [10)], 2011	0	25	1	27	4.4%	0.35 [0.01, 8.90]	2011
Ren H [11)], 2017	0	67	5	65	17.0%	0.08 [0.00, 1.50]	2017
Chen Q [12)], 2019	3	80	5	56	17.4%	0.40 [0.09, 1.74]	2019
Zhang J [13)], 2019	0	24	2	33	6.4%	0.26 [0.01, 5.61]	2019
Total (95%CI)		253		254	100.0%	0.18 [0.08, 0.42]	
Total events	6		34				

Heterogeneity : Chi² = 2.41, df = 5 (P=0.79) ; I² = 0%
Test for overall effect : Z = 4.03 (P<0.0001)

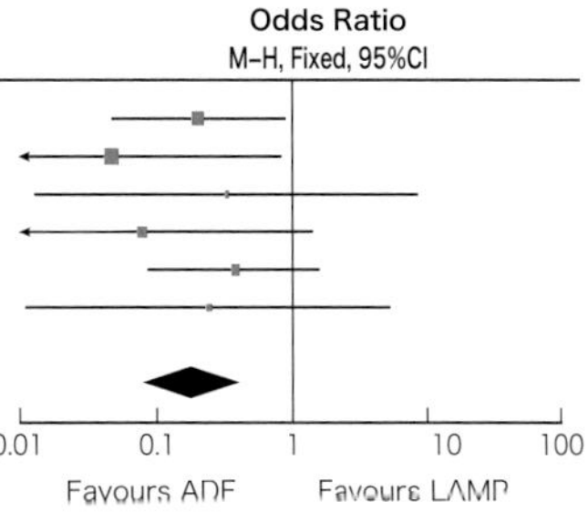

Favours ADF　Favours LAMP

図4 合併症
a：合併症発生率
b：再手術率
c：C5 麻痺
d：術後頚部痛

が不良とする報告があり[15, 16]，また 3 椎間以上の前方固定を行った場合に，1〜2 椎間の前方固定と比べて術後の嚥下障害発生率[17]，再挿管率[18]が上昇し，偽関節率[19]も高くなることが報告されている．これらのことから，後弯症例や前方の圧迫要素の大きな症例などは前方法が，（主に 3 椎間以上の）多椎間病変に対しては椎弓形成術がより適している可能性があり[20]，症例に応じた術式選択を行うことが重要である．ただし 1〜2 椎間病変に関して，もしくは 3 椎間以上の多椎間病変に関しても，同等の罹患椎間数に対して前方法と椎弓形成術の効果を比較した報告はなく，今後の課題である．

　　※文献は CQ 2-2 にまとめた．

Clinical Question 2-2

頚椎症性脊髄症に対する手術治療において，前方除圧固定術と後方除圧固定術のどちらが有用か

推奨			
推奨文	推奨度	合意率	エビデンスの強さ
●頚椎症性脊髄症に対して前方除圧固定術，後方除圧固定術のどちらを行うかに関して明確な推奨はできない． ●ただし 1 〜 2 椎間の病変であれば，前方除圧固定術がより有用である可能性がある．	明確な推奨を提示しない	100%	C

【作成グループにおける，推奨に関連する価値観や好み】

　本 CQ 作成にあたっては，神経障害改善の評価として JOA スコア改善率を重要視し，頚椎アライメントに加え，患者立脚型評価も取り入れた．頚椎症性脊髄症と後縦靱帯骨化症，椎弓形成術と後方除圧固定術とで手術成績や合併症発生率も異なるので，後縦靱帯骨化症は除外し，椎弓形成術と後方除圧固定術は別々に前方除圧固定術と比較検討した．

【推奨の強さに影響する要因】

　◉アウトカム全般に関する全体的なエビデンスが強い
　　■ 2：いいえ
　　　説明：メタアナリシスに前向き RCT は含まれず，前向き比較研究が 2 つあるほかは後ろ向きコホート研究である．

　◉益と害とのバランスが確実（コストは含めない）
　　■ 2：いいえ
　　　説明：頚椎アライメント，患者立脚型評価で前方法が良好であるが，神経症状改善，合併症率に差がない．

　◉患者の価値観や好み，負担の確実さ
　　■ 2：いいえ
　　　説明：患者や家族の価値観や好みにはばらつきがある．

　◉正味の利益がコストや資源に十分見合ったものかどうか
　　■ 2：いいえ
　　　説明：一般に前方固定術は後方固定術より手術点数が高いが，手術施行椎間によるので一概にはいえない．

【エビデンスの強さ】
　　■ C：効果の推定値に対する確信は限定的である

【推奨の強さ】
　　■ 明確な推奨ができない

○解説○

　頚椎症性脊髄症に対する前方除圧固定術と後方除圧固定術を比較した前向きランダム化比較試験はない．両術式を比較した 2 つの前向きコホート研究では [21, 22]，神経症状改善に関して両術式に差

がなかったが，患者立脚型評価である Neck disability index（NDI）に関して前方法が優れていた．また，頚椎アライメントに関しても前方法で良好な結果であった．

前項で記載したとおり，過去のシステマティックレビューでは，頚椎症性脊髄症と頚椎後縦靱帯骨化症の両疾患を含んでいるものや，後方法に椎弓形成術および後方除圧固定術の両方を含んでいるものも多い[5,7]．本項では，頚椎後縦靱帯骨化症，後方除圧術単独を除外し，前方除圧固定術と後方除圧固定術のみを比較した研究を抽出してメタアナリシスを行った．

2001 年以降に行われた 11 論文を抽出した結果[21~31]，性別，年齢，術前の JOA スコア，術前NDI，術前アライメント，経過観察期間は両群に差を認めなかったが，後方除圧固定術において手術椎間数が多い傾向にあった[31]．

術前後の JOA スコアは前方除圧固定術と後方除圧固定術に差を認めなかった（図 5）．一方で，頚椎アライメント（C2-7 角）に関して，術前は前方除圧固定術で小さい傾向にあったが，術後の前弯角（C2-7 角）は前方除圧固定術で有意に大きかった（図 6）．また，術前 NDI は両群で差がなかったが，術後 NDI は前方除圧固定術で良好な結果であった（図 7）．手術時間に関して両者に差を認めなかったが，出血量は後方除圧固定術で有意に多かった（図 8）．また，合併症に関して，全体の発生率は両群で同等であったが（図 9a），頚部痛を除くと，有意差はないものの前方で合併症が多い傾向にあった（図 9b）．C5 麻痺を中心とした神経合併症発生率は後方除圧固定術で有意に高かった（図 9c）．

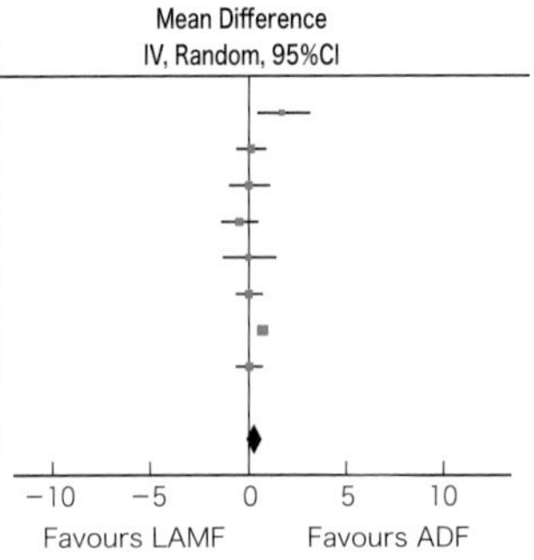

以上より前方除圧固定術と後方除圧固定術の手術成績を比較した結果，神経症状改善に関してはほぼ同等であったが，患者立脚型評価である NDI に関しては前方除圧固定術でより良好な結果で

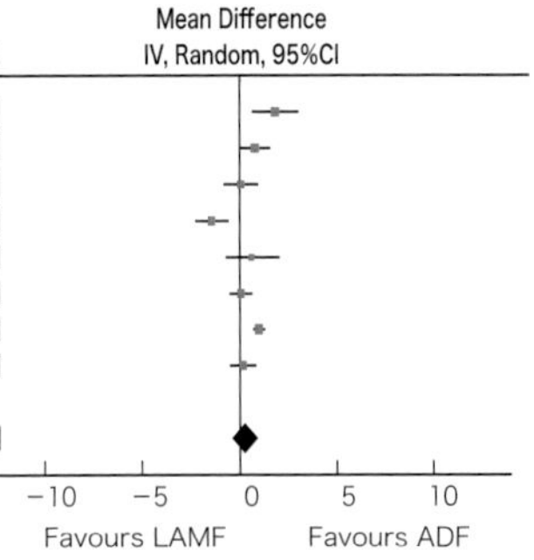

図 5　JOA スコア
a：術前
b：術後

a．術前 C2-7角

Study or Subgroup	ADF Mean	SD	Total	LAMF Mean	SD	Total	Weight	Mean Difference IV, Fixed, 95%CI
Li Z [26)], 2014	9.5	4.9	39	10.1	5.2	28	93.0%	−0.60[−3.06, 1.86]
Roguski M [27)], 2014	−1.4	16.8	21	−7.5	14.7	28	7.0%	6.10[−2.92, 15.12]
Total (95%CI)			60			56	100.0%	−0.13[−2.51, 2.24]

Heterogeneity：Chi²=1.97, df=1（P=0.16）；I²=49%
Test for overall effect：Z=0.11（P=0.91）

Favours LAMF　Favours ADF

b．術後 C2-7角

Study or Subgroup	ADF Mean	SD	Total	LAMF Mean	SD	Total	Weight	Mean Difference IV, Fixed, 95%CI
Li Z [26)], 2014	13.6	5.5	39	9.9	5.2	28	93.8%	3.70[1.11, 6.29]
Roguski M [27)], 2014	−3.1	18.7	21	−3.4	16.3	28	6.2%	0.30[−9.72, 10.32]
Total (95%CI)			60			56	100.0%	3.49[0.98, 5.99]

Heterogeneity：Chi²=0.41, df=1（P=0.52）；I²=0%
Test for overall effect：Z=2.73（P=0.006）

Favours LAMF　Favours ADF

図6　アライメント変化
a：術前 C2-7 角
b：術後 C2-7 角

a．術前 NDI

Study or Subgroup	ADF Mean	SD	Total	LAMF Mean	SD	Total	Weight	Mean Difference IV, Random, 95%CI
Ghogawala Z [22)], 2011	36.2	23.2	28	36.2	23.5	22	1.1%	0.00[−13.05, 13.05]
Shunzhi Y [25)], 2013	21.5	4.9	29	22	4.3	24	17.4%	−0.50[−2.98, 1.98]
Li Z [26)], 2014	25.8	3.2	39	27.8	2.9	28	26.9%	−2.00[−3.47, −0.53]
Roguski M [27)], 2014	37.4	24.8	21	30.7	20.4	28	1.1%	6.70[−6.32, 19.72]
Wang B, 2018	26.6	3.8	26	26.8	4.8	32	19.6%	−0.20[−2.41, 2.01]
Asher A [21)], 2018	39	6	163	36	15	82	11.9%	3.00[−0.37, 6.37]
Audat Z [28)], 2018	29.9	5.5	67	32.1	6.3	73	21.9%	−2.20[−4.16, −0.24]
Total (95%CI)			373			289	100.0%	−0.71[−2.12, 0.69]

Heterogeneity：Tau²=1.34；Chi²=10.59, df=6（P=0.10）；I²=43%
Test for overall effect：Z=1.00（P=0.32）

Favours ADF　Favours LAMF

b．術後 NDI

Study or Subgroup	ADF Mean	SD	Total	LAMF Mean	SD	Total	Weight	Mean Difference IV, Random, 95%CI
Ghogawala Z [22)], 2011	18	18.4	27	30.1	18.6	19	2.4%	−12.10[−22.97, −1.23]
Shunzhi Y [25)], 2013	12.3	1.9	29	15	3.1	24	19.1%	−2.70[−4.12, −1.28]
Li Z [26)], 2014	12.5	2.9	39	17.3	3.4	28	18.7%	−4.80[−6.35, −3.25]
Roguski M [27)], 2014	13.5	15.8	21	19.7	17.6	28	3.1%	−6.20[−15.59, 3.19]
Wang B, 2018	14.2	1.4	26	14.4	1.2	32	21.1%	−0.20[−0.88, 0.48]
Asher A [21)], 2018	16.8	5.8	163	17.5	5	82	19.2%	−0.70[−2.10, 0.70]
Audat Z [28)], 2018	2.9	5.5	67	5.8	7.4	73	16.5%	−2.90[−5.05, −0.75]
Total (95%CI)			372			286	100.0%	−2.55[−4.32, −0.77]

Heterogeneity：Tau²=3.78；Chi²=40.95, df=6（P<0.00001）；I²=85%
Test for overall effect：Z=2.81（P=0.005）

Favours ADF　Favours LAMF

図7　患者立脚型評価
ａ．術前 NDI
ｂ：術後 NDI

あった．後方法術後の頚部愁訴やアライメント，C5 麻痺などが影響している可能性が考えられる．ただし一般に前方圧迫要素の大きな症例や後弯症例などに前方法が行われ[15, 16)]，罹患椎間の多い症例に後方法が行われることも多く[20)]，今回の対象症例においても除圧固定術で手術椎間が多い傾

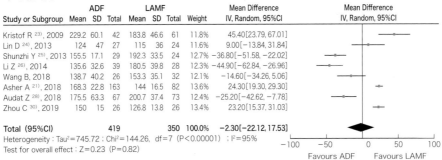

図8　手術時間，出血量
a：手術時間
b：出血量

向にあり，これらを念頭に置いて解釈する必要がある.

　このメタアナリシスに基づいて本CQに対する推奨度決定を行った．両術式を比較した研究は大半が後ろ向き観察研究であり，エビデンスレベルの高い研究に乏しいこと，前方法を行う益と害のバランスや患者の価値観や好みが不確実であり，また前方法を行った場合の医療費も考慮した結果，頚椎症性脊髄症に対して前方除圧固定術，後方除圧固定術のどちらを行うかに関して，ガイドライン策定委員会委員とオブザーバー9名で推奨度の投票を行った．その結果，①実施することを強く推奨する：0票，②実施することを弱く推奨する：0票，③実施しないことを弱く推奨する：0票，④実施しないことを強く推奨する：0票，⑤明確な推奨ができない：9票の結果となり，当委員会として明確な推奨ができないとの結論に達した.

　ただし前項でも述べたように，1〜2椎間の前方固定では，3椎間以上の固定を行った場合よりも，術後の合併症のリスクが低いことが報告されており[17〜19]，1〜2椎間の病変であれば，前方除圧固定術がより有用である可能性がある.

文献

1) Hirai T, et al. Middle-term results of a prospective comparative study of anterior decompression with fusion and posterior decompression with laminoplasty for the treatment of cervical spondylotic myelopathy. Spine (Phila Pa 1976) 2011; **36**(23): 1940-1947.

2) Hirai T, et al. Long-term results of a prospective study of anterior decompression with fusion and posterior decompression with laminoplasty for treatment of cervical spondylotic myelopathy. J Orthop Sci 2018; **23**(1): 32-38.

a. 合併症発生率

Study or Subgroup	ADF Events	ADF Total	LAMF Events	LAMF Total	Weight	Odds Ratio M-H, Random, 95%CI
Kristof R [23], 2009	17	42	22	61	11.8%	1.21[0.54, 2.70]
Ghogawala Z [22], 2011	5	28	3	22	7.1%	1.38[0.29, 6.52]
Lin D [24], 2013	5	27	5	24	8.0%	0.86[0.22, 3.44]
Shunzhi Y [25], 2013	15	29	18	24	9.2%	0.36[0.11, 1.16]
Li Z [26], 2014	15	39	14	28	10.5%	0.63[0.23, 1.67]
Roguski M [27], 2014	7	21	8	28	8.9%	1.25[0.37, 4.25]
Wang B, 2018	15	26	6	32	9.2%	5.91[1.82, 19.24]
Asher A [21], 2018	16	163	6	82	10.5%	1.38[0.52, 3.67]
Audat Z [28], 2018	3	67	8	73	8.1%	0.38[0.10, 1.50]
Houten J [29], 2018	3	15	14	49	7.8%	0.63[0.15, 2.56]
Zhou C [30], 2019	20	26	8	26	8.9%	7.50[2.18, 25.80]
Total (95%CI)		483		449	100.0%	1.18[0.68, 2.08]
Total events	121		112			

Heterogeneity: Tau^2=0.53; Chi^2=25.08, df=10 (P=0.005); I^2=60%
Test for overall effect: Z=0.59 (P=0.55)

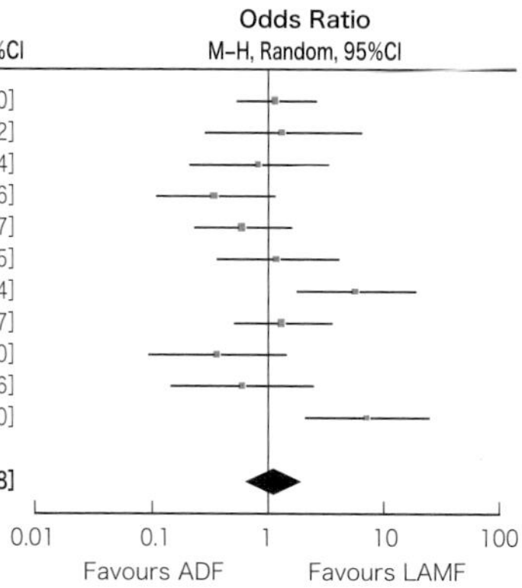

Favours ADF Favours LAMF

b. 合併症発生率（頚部痛を除く）

Study or Subgroup	ADF Events	ADF Total	LAMF Events	LAMF Total	Weight	Odds Ratio M-H, Random, 95%CI
Kristof R [23], 2009	17	42	22	61	12.0%	1.21[0.54, 2.70]
Ghogawala Z [22], 2011	5	28	3	22	7.9%	1.38[0.29, 6.52]
Lin D [24], 2013	5	27	5	24	8.7%	0.86[0.22, 3.44]
Shunzhi Y [25], 2013	12	29	4	24	9.2%	3.53[0.96, 12.99]
Li Z [26], 2014	14	39	6	28	10.2%	2.05[0.67, 6.26]
Roguski M [27], 2014	7	21	8	28	9.6%	1.25[0.37, 4.25]
Wang B, 2018	15	26	3	32	8.5%	13.18[3.18, 54.57]
Asher A [21], 2018	16	163	6	82	11.0%	1.38[0.52, 3.67]
Audat Z [28], 2018	3	67	8	73	8.8%	0.38[0.10, 1.50]
Houten J [29], 2018	3	15	14	49	8.6%	0.63[0.15, 2.56]
Zhou C [30], 2019	17	26	1	26	5.5%	47.22[5.47, 407.80]
Total (95%CI)		483		449	100.0%	1.80[0.95, 3.38]
Total events	114		80			

Heterogeneity: Tau^2=0.70; Chi^2=27.35, df=10 (P=0.002); I^2=63%
Test for overall effect: Z=1.82 (P=0.07)

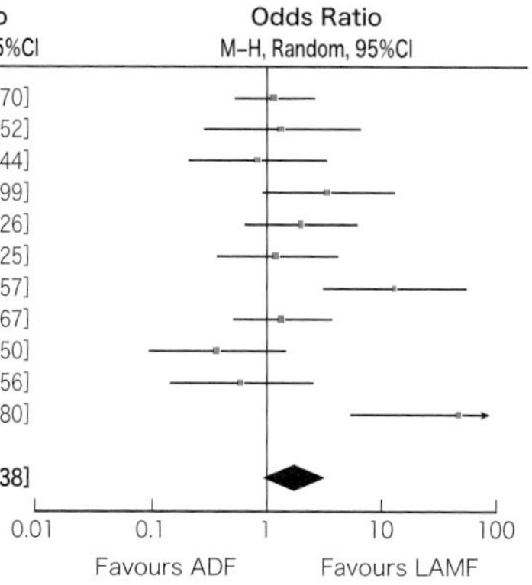

Favours ADF Favours LAMF

c. 神経合併症発生率

Study or Subgroup	ADF Events	ADF Total	LAMF Events	LAMF Total	Weight	Odds Ratio M-H, Fixed, 95%CI
Kristof R [23], 2009	5	42	12	61	31.4%	0.55[0.18, 1.70]
Ghogawala Z [22], 2011	0	28	3	22	14.0%	0.10[0.00, 2.00]
Lin D [24], 2013	0	27	3	24	13.2%	0.11[0.01, 2.28]
Shunzhi Y [25], 2013	2	29	3	24	11.1%	0.52[0.08, 3.39]
Li Z [26], 2014	1	39	2	28	8.3%	0.34[0.03, 3.97]
Wang B, 2018	0	26	2	32	8.0%	0.23[0.01, 5.01]
Asher A [21], 2018	2	163	0	82	2.4%	2.55[0.12, 53.82]
Audat Z [28], 2018	1	67	2	73	6.9%	0.54[0.05, 6.07]
Houten J [29], 2018	1	15	3	49	4.8%	1.10[0.11, 11,38]
Zhou C [30], 2019	0	26	0	26		Not estimable
Total (95%CI)		462		421	100.0%	0.46[0.23, 0.89]
Total events	12		30			

Heterogeneity: Chi^2=3.99, df=8 (P=0.86); I^2=0%
Test for overall effect: Z=2.32 (P=0.02)

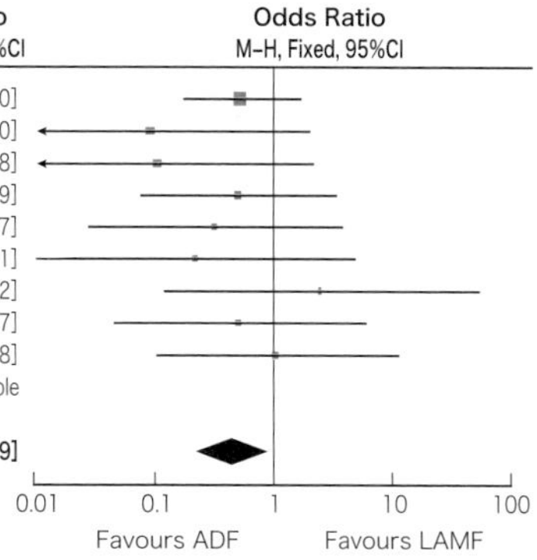

Favours ADF Favours LAMF

図9　合併症
a：合併症発生率
b：合併症発生率（頚部痛を除く）
c：神経合併症発生率

3) Shibuya S, et al. Differences between subtotal corpectomy and laminoplasty for cervical spondylotic myelopathy. Spinal Cord 2010; **48**(3): 214-220.
4) Wada E, et al. Subtotal corpectomy versus laminoplasty for multilevel cervical spondylotic myelopathy: a long-term follow-up study over 10 years. Spine (Phila Pa 1976) 2001; **26**(13): 1443-1447; discussion 1448.

5) Chen Z, et al. A Comparison of the anterior approach and the posterior approach in treating multilevel cervical myelopathy: a meta-analysis. Clin Spine Surg 2017; **30**(2): 65-76.

6) Jiang L, et al. Comparison of anterior decompression and fusion with posterior laminoplasty for multilevel cervical compressive myelopathy: a systematic review and meta-analysis. J Spinal Disord Tech 2015; **28**(8): 282-290.

7) Luo J, et al. Comparison of anterior approach versus posterior approach for the treatment of multilevel cervical spondylotic myelopathy. Eur Spine J 2015; **24**(8): 1621-1630.

8) Montano N, et al. Comparison of anterior cervical decompression and fusion versus laminoplasty in the treatment of multilevel cervical spondylotic myelopathy: a meta-analysis of clinical and radiological outcomes. World Neurosurg 2019; **30**: 530-536.e2.. （検索条件外）

9) Wang B, et al. Segmental instability in cervical spondylotic myelopathy with severe disc degeneration. Spine (Phila Pa 1976) 2006; **31**(12): 1327-1331. （検索条件外）

10) Liu T, et al. ACDF with the PCB cage-plate system versus laminoplasty for multilevel cervical spondylotic myelopathy. J Spinal Disord Tech 2011; **24**(4): 213-220.

11) Ren H, et al. Patterns of neurological recovery after anterior decompression with fusion and posterior decompression with laminoplasty for the treatment of multilevel cervical spondylotic myelopathy. Clin Spine Surg 2017; **30**(8): E1104-E1110.

12) Chen Q, et al. Comparison of outcomes between anterior cervical decompression and fusion and posterior laminoplasty in the treatment of 4-level cervical spondylotic myelopathy. World Neurosurg 2019; **125**: e341-e347. （検索条件外）

13) Zhang J, et al. Comparative study between anterior cervical discectomy and fusion with ROI-C cage and laminoplasty for multilevel cervical spondylotic myelopathy without spinal stenosis. World Neurosurg 2019; **121**: e917-e924. （検索条件外）

14) Yoshii T. et al. Comparison of Anterior Decompression with Fusion and Posterior Decompression with Fusion for Cervical Spondylotic Myelopathy -A Systematic Review and Meta-analysis-. J Orthop Sci 2020. （検索条件外）

15) Hirai T, et al. A Comparative study of anterior decompression with fusion and posterior decompression with laminoplasty for the treatment of cervical spondylotic myelopathy patients with large anterior compression of the spinal cord. Clin Spine Surg 2017; **30**(8): E1137-E1142.

16) Suda K, et al. Local kyphosis reduces surgical outcomes of expansive open-door laminoplasty for cervical spondylotic myelopathy. Spine (Phila Pa 1976) 2003; **28**(12): 1258-1262.

17) Singh Kern, et al. Incidence and risk factors for dysphagia after anterior cervical fusion. Spine (Phila Pa 1976) 2013; **38**(21): 1820-1825.

18) Marquez-Lara A, et al. Incidence, outcomes, and mortality of reintubation after anterior cervical fusion. Spine (Phila Pa 1976) 2014; **39**(2): 134-139. （検索条件外）

19) Yoshii T, et al. Porous/dense composite hydroxyapatite for anterior cervical discectomy and fusion. Spine (Phila Pa 1976) 2013; **38**(10): 833-840. （検索条件外）

20) Hillard VH, et al. Surgical management of cervical myelopathy: indications and techniques for multilevel cervical discectomy. Spine J 2006; **6**(6 Suppl): 242S-251S. （検索条件外）

21) Asher AL, et al. Comparison of outcomes following anterior vs posterior fusion surgery for patients with degenerative cervical myelopathy: an analysis from quality outcomes database. Neurosurgery 2019; **84**(4): 919-926. （検索条件外）

22) Ghogawala Z, et al. Comparative effectiveness of ventral vs dorsal surgery for cervical spondylotic myelopathy. Neurosurgery 2011; **68**(3): 622-630; discussion 630-631.

23) Kristof RA, et al. Comparison of ventral corpectomy and plate-screw-instrumented fusion with dorsal laminectomy and rod-screw-instrumented fusion for treatment of at least two vertebral-level spondylotic cervical myelopathy. Eur Spine J 2009; **18**(12): 1951-1956.

24) Lin D, et al. Anterior versus posterior approach for four-level cervical spondylotic myelopathy. Orthopedics 2013; **36**(11): e1431-1436.

25) Shunzhi Y, et al. Surgical management of 4-level cervical spondylotic myelopathy. Orthopedics 2013; **36**(5): e613-e620.

26) Li Z, et al. Segmental anterior cervical corpectomy and fusion with preservation of middle vertebrae in the surgical management of 4-level cervical spondylotic myelopathy. Eur Spine J 2014; **23**(7): 1472-1479.

27) Roguski M, et al. Postoperative cervical sagittal imbalance negatively affects outcomes after surgery for cervical spondylotic myelopathy. Spine (Phila Pa 1976) 2014; **39**(25): 2070-2077.

28) Audat ZA, et al. Anterior versus posterior approach to treat cervical spondylotic myelopathy, clinical and radiological results with long period of follow-up. SAGE Open Med 2018; **6**: 2050312118766199.

29) Houten JK, et al. Long-term fate of C3-7 arthrodesis: 4-level ACDF versus Cervical Laminectomy and Fusion. J Neurosurg Sci 2018. DOI: 10.23736/S0390-5616.18.04563-0 （検索条件外）

30) Zhou C, et al. Modified expansive laminoplasty and fusion compared with anterior cervical surgeries in

treating four-level cervical spondylotic myelopathy. J Int Med Res 2019; **47**(6): 2413-2423. （検索条件外）

31） Yoshii T, et al. Comparison of anterior decompression with fusion and posterior decompression with fusion for cervical spondylotic myelopathy-A systematic review and meta-analysis. J Orthop Sci 2020. DOI: 10.1016/j.jos.2019.12.010 （検索条件外）

Clinical Question 3

固定術の追加は後方除圧術単独に比べ頚椎症性脊髄症に有用か

推奨			
推奨文	推奨度	合意率	エビデンスの強さ
●頚椎症性脊髄症で後方法を選択する患者に固定術を追加することは，現時点では明確な推奨は困難である．	明確な推奨を提示しない	56%	C

【作成グループにおける，推奨に関連する価値観や好み】

　本 CQ の推奨作成に際し，益として神経学的症状の改善および quality of life（QOL）の改善を，害として合併症の発生頻度を設定した．頚椎症性脊髄症を対象疾患とし，椎弓形成術と固定術併用椎弓切除術を比較検討した文献を採用した．後縦靱帯骨化症を含む文献は検討から除外した．

　神経学的症状の改善の指標として術後頚髄症 JOA スコア，術後 Nurick scale について評価した．QOL の改善に関しては，術後頚部痛 Visual Analog Scale（VAS）値について検討した．合併症の発生頻度については，総合併症数，軸性疼痛を除いた総合併症数，C5 麻痺発生数，再手術数についてそれぞれ検討した．

【推奨の強さに影響する要因】

　◉アウトカム全般に関する全体的なエビデンスが強い

　　■ 2：いいえ

　　　説明：今回の検索で評価対象とした論文のなかで，介入研究（RCT）は 1 論文のみ[1] であった．このRCTでは術後 Nurick scale と VAS の結果から椎弓形成術の優越性を述べているが，組み入れ症例数が 16 例と少なく，エビデンスレベルが強いとはいえないと判断した．

　　　　　観察研究 6 論文[2～7] を用いてメタアナリシスを行った．エビデンスの強さの評価を上げる項目はなかった．エビデンスの強さを下げる項目として，アウトカム測定の違い（神経学的症状の改善についての評価法の相違），非一貫性（結果のばらつき）が認められた．メタアナリシスの結果は，神経学的症状の改善では術後 Nurick scale で固定術併用椎弓切除術の優越性が確認された（$p = 0.004$）が，術後頚髄症 JOA スコアでは両群に差を認めなかった（$p = 0.66$）．合併症の発生頻度については，固定術の追加で総合併症数が増加する傾向が認められた（$p = 0.09$）．

　　　　　RCT 1 論文および観察研究 6 論文によるメタアナリシスを統合すると，全体的なエビデンスが強いとはいえず，推奨度は弱いと判断した．

　◉益と害とのバランス（コストは含めない）

　　■ 2：いいえ

　　　説明：RCT 1 論文の結果と，観察研究 6 論文におけるメタアナリシスをそれぞれ評価し統合した．神経学的症状の改善，QOL の改善については，固定術の追加が有用であるかどうかは明らかではなかった．合併症の発生頻度については，固定術の追加で合併症数が増加する可能性がある．現時点では益の確実性は低く，逆に害の確実性が高い可能性があり，推奨度は弱い．

⊙患者の価値観や好み，負担の確実さ

■ 2：いいえ

説明：今回のデータを提示して手術説明する場面を想定した際に，固定術の追加に対する患者・家族の意向はばらつくと考えられる．

⊙正味の利益がコストや資源に十分見合ったものかどうか

■ 2：いいえ

説明：固定術の追加による神経学的症状の改善や QOL の改善が明らかでなく，合併症についてはむしろその頻度が増加する可能性がある．逆に後方除圧単独は固定術併用に比べて入院期間が短く，費用も抑えられる．ただし一部の症例においては後方除圧単独で得られる臨床成績が不十分なことが報告されている．症例を限定すれば固定術の併用は益が害を上回る可能性はあるものの，その適応は明らかでない．

現時点では固定術の併用により患者が得られる正味の利益が両術式のコスト差に十分見合ったものかどうか結論づけることは困難である．

【エビデンスの強さ】

■ C：効果の推定値に対する確信は限定的である

【推奨の強さ】

■ 明確な推奨ができない

○解説○

頚椎症性脊髄症に対する後方手術として，除圧術単独（椎弓形成術と椎弓切除術）は広く一般的に施行されている術式であるが，近年，固定術を併用した報告が散見されるようになった（BQ 14 参照）．

本 CQ と同様の CQ を立てたシステマティックレビューは過去に 1 論文[8]，メタアナリシスは 4 論文[9～12] 報告されている．しかしこれらの報告では，後縦靱帯骨化症に関する論文を検討に含めていたり[8～11]，椎弓形成術と固定術併用椎弓切除術の比較ではない論文を含んでいる[12] 点に留意する必要がある．システマティックレビュー[8] および 1 つのメタアナリシス[9] では両者の成績は同等と結論づけている．残る 3 つのメタアナリシス[10～12] では両者の手術成績は同等だが，手術侵襲や合併症の点における椎弓形成術の優越性を述べている．

本 CQ の検討を行うにあたり 8 論文を採用した[1～7,13]．内訳は RCT が 1 論文[1]，観察研究が 7 論文[2～7,13] であった．観察研究 7 論文のうち，設定したアウトカムに合致した検討項目を有する 6 論文[2～7] を用いてアウトカムごとにメタアナリシスを行った．今回評価した文献では，両術式の成績に差はないとする報告[3,7]，出血量や入院期間など，主に侵襲の低さと一部のアウトカム（術後 Nurick scale）から椎弓形成術の優越性を論じる報告[1,2,6]，画像上の矯正保持や手術成績（特に軸性疼痛）から固定併用椎弓切除術の有用性を論じる報告[4,5] が混在していた．この理由として，各報告が強調する評価項目の相違があげられる．総合的には固定術の追加が有用であるかどうかは明らかとはならなかった．

椎弓形成術と固定術併用椎弓切除術を比較検討する際に問題となるのが，症例組み入れ基準と除外基準である．これまでの多くの報告は，一般的な頚椎症性脊髄症を対象とした結果であり，後弯変形，すべり，椎間可動性を有する症例を除外して検討されている．すなわち，本邦において想定される固定術の適応に対するエビデンスは不足している．対象を 5°以上の後弯を有する頚椎症性脊髄症に絞った国内からの報告がある[5]．固定術の追加によって局所後弯の矯正，不安定椎間の制動，C2-7 角の維持が得られたことから，固定術の優越性を報告している．

　一般に固定術の追加は，偽関節，採骨部痛，感染，固定に伴う神経血管損傷など，除圧術単独に比較し合併症の増加が心配される．今回のメタアナリシスでも総合併症数の割合は固定術併用椎弓切除術で多い傾向を認めた．過去のメタアナリシスにおいても固定術併用椎弓切除術は，術後神経合併症の頻度が高かった[10〜12]．過度の矯正操作による椎間孔狭窄と神経根障害の発生は固定術を施行する際に注意すべき合併症のひとつである．逆に除圧術単独での問題点としては，術後後弯変形による神経症状の再増悪があげられる．

　椎弓形成術と固定術併用椎弓切除術を医療コストの面から検討した報告がある[4, 13]．椎弓形成術は短い入院期間で費用も抑えられていることから，椎弓形成術が後方手術の第一選択として推奨されている．ただし頚部痛，後弯変形，不安定性を有する場合は椎弓形成術では不十分であり，固定術の追加を要するとしている．

　これらの検討を総合して，ガイドライン策定委員 9 名にて推奨度の投票を行ったところ，①実施することを強く推奨する：0 票，②実施することを弱く推奨する：0 票，③実施しないことを弱く推奨する：4 票，④実施しないことを強く推奨する：0 票，⑤明確な推奨ができない：5 票の結果となり，「頚椎症性脊髄症で後方法を選択する患者に固定術を追加することは，症例を限定すれば有効な可能性があるものの，現時点では明確な推奨は困難」との結論に達した．

　本邦における頚椎症性脊髄症に対する固定術併用椎弓切除術の適応を検討するにあたっては，一般的な頚椎症性脊髄症に対する要否を議論するよりも，むしろ矢状面バランス不良例や，局所すべり，局所椎間可動性を有する症例に対する適応について明らかにする必要がある．当委員会としては，固定が真に必要な症例を探索するために，エビデンスレベルの高い椎弓形成術と固定術併用後方除圧術の前向き比較対照研究を提案する．

　以下，アウトカムごとのメタアナリシス結果を示す（図 1 〜 7）．

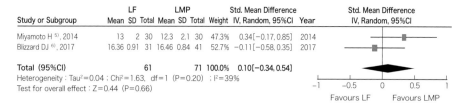

図 1　神経症状の改善（術後頚髄症 JOA スコア）
総合効果の大きさは 0.10 で 95％信頼区間は［− 0.34, 0.54］であった．統合効果は有意でなかった．
LF：固定術併用椎弓切除術，LMP：椎弓形成術

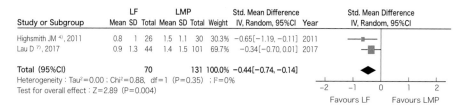

図 2　神経症状の改善（術後 Nurick scale）
総合効果の大きさは− 0.44 で 95％信頼区間は［− 0.74, 0.14］であった．統合効果は Z ＝ 2.89，p ＝ 0.004 で有意であった．固定術併用椎弓切除術は椎弓形成術と比べ術後 Nurick scale はよいという結果を得た．
LF：固定術併用椎弓切除術，LMP：椎弓形成術

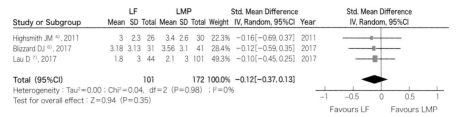

図3　QOL の改善（術後 Neck pain VAS）

総合効果の大きさは− 0.12 で 95％信頼区間は［− 0.37, 0.13］であった．統合効果は Z ＝ 0.94，
p ＝ 0.35 であった．
LF：固定術併用後方除圧術，LMP：椎弓形成術

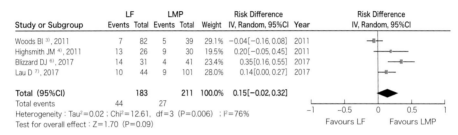

図4　合併症（総合併症数）

総合効果の大きさは 0.15 で 95％信頼区間は ［− 0.02, 0.32］ であった．統合効果は Z ＝ 2.89，
p ＝ 0.09 であった．固定術併用椎弓切除術は椎弓形成術と比べ術後総合併症数が多い傾向が認めら
れた．
LF：固定術併用後方除圧術，LMP：椎弓形成術

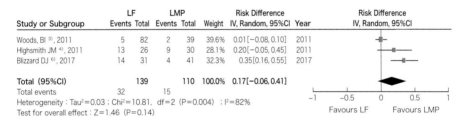

図5　合併症（後頚部痛，軸性疼痛を除いた総合併症数）

総合効果の大きさは 0.17 で 95％信頼区間は ［− 0.06, 0.41］ であった．統合効果は Z ＝ 1.46，
p ＝ 0.14 であった．
LF：固定術併用椎弓切除術，LMP：椎弓形成術

文献

1) Manzano GR, et al A prospective, randomized trial comparing expansile cervical laminoplasty and cervical laminectomy and fusion for multilevel cervical myelopathy. Neurosurgery 2012; **70**(2): 264-277.
2) Heller JG, et al. Laminoplasty versus laminectomy and fusion for multilevel cervical myelopathy: an independent matched cohort analysis. Spine (Phila Pa 1976) 2001; **26**(12): 1330-1336.
3) Woods BI, et al. Laminoplasty versus laminectomy and fusion for multilevel cervical spondylotic myelopathy. Clin Orthop Relat Res 2011; **469**(3): 688-695.
4) Highsmith JM, et al. Treatment of cervical stenotic myelopathy: a cost and outcome comparison of laminoplasty versus laminectomy and lateral mass fusion. J Neurosurg Spine 2011; **14**(5): 619-625.
5) Miyamoto H, et al. Outcomes of surgical intervention for cervical spondylotic myelopathy accompanying

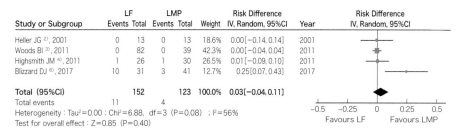

図 6　合併症（C5 麻痺）

総合効果の大きさは 0.03 で 95％信頼区間は［− 0.04, 0.11］であった．統合効果は Z = 0.85，p = 0.40 であった．

LF：固定術併用椎弓切除術，LMP：椎弓形成術

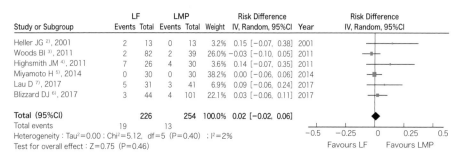

図 7　合併症（再手術数）

総合効果の大きさは 0.02 で 95％信頼区間は［− 0.02, 0.06］であった．統合効果は Z = 0.75，p = 0.46 であった．

LF：固定術併用椎弓切除術，LMP：椎弓形成術

local kyphosis (comparison between laminoplasty alone and posterior reconstruction surgery using the screw-rod system). Eur Spine J 2014; **23**(2): 341-346.

6) Blizzard DJ, et al. Laminoplasty versus laminectomy with fusion for the treatment of spondylotic cervical myelopathy: short-term follow-up. Eur Spine J 2017; **26**(1): 85-93.

7) Lau D, et al. Laminoplasty versus laminectomy with posterior spinal fusion for multilevel cervical spondylotic myelopathy: influence of cervical alignment on outcomes. J Neurosurg Spine 2017; **27**(5): 508-517.

8) Yoon ST, et al. Outcomes after laminoplasty compared with laminectomy and fusion in patients with cervical myelopathy: a systematic review. Spine (Phila Pa 1976) 2013; **38**(22 Suppl 1): S183-S194.

9) Lee CH, et al. Laminoplasty versus laminectomy and fusion for multilevel cervical myelopathy: a meta-analysis of clinical and radiological outcomes. J Neurosurg Spine 2015; **22**(6): 589-595.

10) Liu FY, et al Laminoplasty versus laminectomy and fusion for multilevel cervical compressive myelopathy: A meta-analysis. Medicine (Baltimore) 2016; **95**(23): e3588.

11) Lin X, et al. Comparison of clinical outcomes and safety between laminectomy with instrumented fusion versus laminoplasty for the treatment of multilevel cervical spondylotic myelopathy. Medicine (Baltimore) 2019; **98**(8): e14651.

12) Yuan X, et al. Comparison of laminectomy and fusion vs laminoplasty in the treatment of multilevel cervical spondylotic myelopathy: A meta-analysis. Medicine (Baltimore) 2019; **98**(13): e14971.

13) Warren DT, et al. Retrospective cost analysis of cervical laminectomy and fusion versus cervical laminoplasty in the treatment of cervical spondylotic myelopathy. Int J Spine Surg 2013; **7**: e72-e80.

Future Research Question 1

術中超音波による評価は術後神経症状の改善に影響を与えるか

要約

●頚椎症性脊髄症に対する後方脊柱管拡大術・前方除圧固定術において，術後神経症状の回復を予見する評価として術中超音波評価の有用性をシステマティックレビューにより検証したが，エビデンスに乏しく，信頼性の高い共通の評価指標を見出すことはできなかった．

○ 解説 ○

　頚部脊柱管拡大術において術中超音波評価を行う施設は日本国内では少なくないが，その評価法の有用性についてはいまだ議論が分かれる．今回のガイドライン改訂にあたり，「術中超音波による評価が術後神経症状の改善に影響を与えるか」という CQ を設定しシステマティックレビューを行った．結果，日本国内で検証された5論文[1〜5]が評価対象となった．

　後方脊柱管拡大術において，Kimura ら[1]は術中超音波評価で硬膜の前面が椎体後面から浮上する際の硬膜と脊髄の拍動振幅を調査しており，術中の超音波評価で脊髄拍動の振幅が大きいほど有意に良好な下肢神経症状の改善が得られたとする結果であった．しかし対象症例には後縦靱帯骨化症も含まれており，純粋に頚椎症性脊髄症手術の評価指標とならない．Naruse ら[2]は術中超音波所見の脊髄浮上と術後 MRI 上の脊髄浮上のどちらが術後臨床症状改善と相関が強いかを調査した研究で，超音波評価による脊髄浮上評価は，MRI 上の脊髄浮上評価と比較してより臨床症状の改善を反映すると報告している．Nakaya ら[3]は術中の超音波評価・術後通院時の経皮的超音波評価の継時的変化と臨床症状との相関を検証し，術後除圧の状態を超音波によって十分観察可能であることを報告している．Mihara ら[4]は術中超音波評価により，脊髄腹側が硬膜から浮上することが神経症状改善を予測する因子になると報告している．

　前方除圧固定術において，Mihara ら[5]は前方除圧後の超音波評価は除圧が十分であることを確認するうえで非常に有用な評価方法であると報告している．

　術中超音波評価は脊髄除圧の確認に有用な可能性があり，患者に及ぼす実害がないものの現段階では統一した評価指標に欠け，神経症状改善を予見する予後予測の点では十分な根拠を有するとはいえない．

○ Future Research Question ○

　今後頚椎症性脊髄症患者に対する頚部脊柱管拡大術中の超音波評価の有用性を検証するにあたり，統一された超音波評価指標のもと緻密な臨床研究計画の策定が必要であり，今後の臨床研究にその答えを期待したい．

文献

1) Kimura A, et al. Ultrasonographic quantification of spinal cord and dural pulsations during cervical laminoplasty in patients with compressive myelopathy. Eur Spine J 2012; **21**(12): 2450-2455.
2) Naruse T, et al. Prediction of clinical results of laminoplasty for cervical myelopathy focusing on spinal cord motion in intraoperative ultrasonography and postoperative magnetic resonance imaging. Spine (Phila Pa 1976) 2009; **34**(24): 2634-2641.
3) Nakaya Y, et al. Percutaneous ultrasonographic evaluation of the spinal cord after cervical laminoplasty: time-dependent changes. Eur Spine J 2018; **27**(11): 2763-2771.（検索条件外）

4）Mihara H, et al. Spinal cord morphology and dynamics during cervical laminoplasty: evaluation with intraoperative sonography. Spine (Phila Pa 1976) 2007; **32**(21): 2306-2309.（検索条件外）
5）Mihara H, et al. Intraoperative neural mobility and postoperative neurological recovery in anterior cervical decompression surgery: evaluation with intraoperative sonography. Clin Spine Surg 2016; **29**(5): 212-216.（検索条件外）

Future Research Question 2

術後の頚椎カラーによる安静は術後成績に有用か

要約

● 頚椎症性脊髄症に対する後方脊柱管拡大術および前方除圧固定術において，術後の頚椎カラー着用による安静は術後成績を向上させる根拠に欠ける．

○ 解説 ○

　これまで頚椎症性脊髄症に対する後方脊柱管拡大術および前方除圧固定術の術後に，カラーを処方・着用とする方針が多くの施設で採択されてきたが，その効果は定かでない．

1. 頚椎症性脊髄症に対する後方脊柱管拡大術

　システマティックレビューの結果，頚椎症性脊髄症を対象とした後方脊柱管拡大術における頚椎カラーの効果を検証した臨床研究論文は1編のみ[1]であった．本論文は，頚部脊柱管拡大術を施行した頚椎症性脊髄症90例を術後カラー着用・非着用の2群に無作為に割り付け，術後1年のQOL，頚部痛，頚椎アライメントに影響を及ぼすかを検討したものであったが，術後1年で2群間に差はなく，術後頚椎カラーの効果はないという結論であった．

2. 頚椎症性脊髄症に対する前方除圧固定術

　システマティックレビューの結果6論文が該当した．RCTが3論文[2~4]，無作為割り付けされていない観察研究が2論文[5,6]，システマティックレビューが1論文[7]であった．最もエビデンスレベルの高いRCT[2~4]では対象症例の疾患に不明瞭な点が多数存在し，対象群の年齢から椎間板症・椎間板ヘルニアが多く含まれると考えられる．文献2では総症例数33例，術後6週の臨床症状の比較がなされており，カラー装着は術後 Neck Disability Index（NDI）および頚部痛の軽減に寄与したと結論づけているが長期成績は不明であった．文献3は257例の前方除圧固定術症例を対象としているが，平均年齢がカラー装着群44.3歳，非装着群が43.3歳と若く，対象症例は概ね椎間板症・椎間板ヘルニアと考えられる．この論文でも1年後の SF-36 の Physical component score に2群間の差を認めたが，その他の臨床評価指標および骨癒合では有意差はなかった．文献4では単椎間・2椎間の前方除圧固定術後のカラー装着効果を検証したが，両群とも平均年齢は50歳，術後1年のNDIおよび椎間ケージの沈み込みに有意差はなかった．観察研究の2論文[5,6]でも平均年齢は50歳前後，術後1年のNDIおよび骨癒合率は2群間で差がなかった．

　これらの論文を含むシステマティックレビュー[7]では，頚椎術後カラー装着は臨床症状および骨癒合に対して有益な効果をもたらす可能性は極めて低いと結論づけている．

　本ガイドラインの対象である頚椎症性脊髄症の発症年齢はこれらの臨床研究の患者群よりも高齢で，それゆえ骨脆弱性などの背景の差から術後カラー装着により骨癒合に有利な側面が認められる可能性はあるかもしれない．

○ Future Research Question ○

　頚椎症性脊髄症に対する後方脊柱管拡大術および前方除圧固定術の術後カラー着用は，術後1年の長期の視点では臨床上の有益な効果を期待できない可能性が高い．一方で前方・後方を問わず，

術後早期の疼痛軽減・血腫予防の点では検証の余地がある．これらの点に焦点を絞った今後の臨床研究に期待する．

文献

1）Hida T, et al. Collar fixation is not mandatory after cervical laminoplasty: a randomized controlled trial. Spine (Phila Pa 1976). 2017 Mar; **42**(5): E253-E259. doi: 10.1097/BRS.0000000000001994.

2）Abbott A, et al. Is there a need for cervical collar usage post anterior cervical decompression and fusion using interbody cages? A randomized controlled pilot trial. Physiother Theory Pract 2013; **29**(4): 290-300.（検索条件外）

3）Campbell MJ, et al. Use of cervical collar after single-level anterior cervical fusion with plate: is it necessary?. Spine (Phila Pa 1976) 2009; **34**(1): 43-48.（検索条件外）

4）Overley SC, et al. Is cervical bracing necessary after one- and two-level instrumented anterior cervical discectomy and fusion? A prospective randomized study. Global Spine J 2018; **8**(1): 40-46.（検索条件外）

5）Caplan I, et al. The utility of cervical spine bracing as a postoperative adjunct to single-level anterior cervical spine surgery. Asian J Neurosurg 2019; **14**(2): 461-466.（検索条件外）

6）Scerrati A, et al. Effect of external cervical orthoses on clinical and radiological outcome of patients undergoing anterior cervical discectomy and fusion. Acta Neurochir (Wien) 2019; **161**(10): 2195-2200.（検索条件外）

7）Zhu MP, et al. Efficacy, safety, and economics of bracing after spine surgery: a systematic review of the literature. Spine J 2018; **18**(9): 1513-1525.（検索条件外）

リハビリテーションにより術後成績は改善されるか

要約

●頚椎症性脊髄症に対する手術治療後，臨床症状改善を目的としたリハビリテーションの効果に関するエビデンスは乏しい.

○解説○

　頚椎症性脊髄症に対する頚部脊柱管拡大術後，多くの施設でリハビリテーションが施行されているが，臨床症状改善に寄与するかどうかを広く検討した臨床研究は今回のシステマティックレビューではみつからなかった.

　理学療法・作業療法による患者指導，訓練による症状の改善への利益は期待できると推察される一方で，国によって異なる医療保険制度の差や入院期間の差が検証を困難にしている可能性が考えられる.　術後にリハビリテーションが患者回復を促進するであろう点は，根拠に欠けるものの患者満足度に寄与している日常診療の実態があることから，有効であることは十分推測される.

○ Future Research Question ○

　日本と欧米諸国では医療制度，保険制度が大きく異なる.　したがって治療期間や入院期間などの観点で比較することは困難である.　近年，日本国内では回復期リハビリテーションという概念のもとにリハビリテーションに特化した入院治療が普及しつつあり，頚椎症性脊髄症手術後に入院リハビリテーションを行うことが神経機能改善や術後頚部痛遺残の軽減に寄与することを検証する素地が十分整っている.　今後の臨床研究にその答えを期待したい.

索 引

索　引

頚椎症性脊髄症診療ガイドライン 2020（改訂第 3 版）

2005 年 6 月 1 日　　第 1 版第 1 刷発行	監修者　日本整形外科学会
2009 年 12 月 10 日　　第 1 版第 5 刷発行	日本脊椎脊髄病学会
2015 年 4 月 20 日　　第 2 版第 1 刷発行	編集者　日本整形外科学会診療ガイ
2020 年 9 月 20 日　　改訂第 3 版発行	ドライン委員会

監修者　日本整形外科学会
　　　　日本脊椎脊髄病学会
編集者　日本整形外科学会診療ガイ
　　　　　ドライン委員会
　　　　頚椎症性脊髄症診療ガイド
　　　　ライン策定委員会
発行者　小立鉦彦
発行所　株式会社 南江堂
〒113-8410　東京都文京区本郷三丁目 42 番 6 号
☎（出版）03-3811-7236　（営業）03-3811-7239
ホームページ　https://www.nankodo.co.jp/
印刷・製本　日経印刷

Japanese Orthopaedic Association (JOA) Clinical Practice Guidelines on the Management of
Cervical Spondylotic Myelopathy, 3rd Edition
© The Japanese Orthopaedic Association, 2020

定価は表紙に表示してあります．
落丁・乱丁の場合はお取り替えいたします．
ご意見・お問い合わせはホームページまでお寄せください．

Printed and Bound in Japan
ISBN978-4-524-22946-8

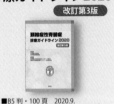
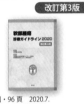

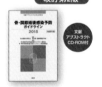

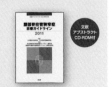